巴拉尼协会
眩晕疾病诊断标准解读

编 著 ◎ 单希征 姜树军 王恩彤

科学技术文献出版社
SCIENTIFIC AND TECHNICAL DOCUMENTATION PRESS
·北京·

图书在版编目（CIP）数据

巴拉尼协会眩晕疾病诊断标准解读/单希征，姜树军，王恩彤编著. —北京：科学技术文献出版社，2023.5
ISBN 978-7-5189-9839-5

Ⅰ.①巴…　Ⅱ.①单…　②姜…　③王…　Ⅲ.①眩晕—诊疗—标准　Ⅳ.①R764.34-65

中国版本图书馆 CIP 数据核字（2022）第 226000 号

巴拉尼协会眩晕疾病诊断标准解读

策划编辑：吴　微	责任编辑：吴　微	责任校对：张永霞	责任出版：张志平

出　版　者	科学技术文献出版社
地　　　址	北京市复兴路 15 号　邮编　100038
编　务　部	（010）58882938，58882087（传真）
发　行　部	（010）58882868，58882870（传真）
邮　购　部	（010）58882873
官　方　网址	www.stdp.com.cn
发　行　者	科学技术文献出版社发行　全国各地新华书店经销
印　刷　者	北京虎彩文化传播有限公司
版　　　次	2023 年 5 月第 1 版　2023 年 5 月第 1 次印刷
开　　　本	787×1092　1/16
字　　　数	158 千
印　　　张	8.75
书　　　号	ISBN 978-7-5189-9839-5
定　　　价	98.00 元

作者简介

单希征 主任医师，教授，博士研究生导师。现任北京电力医院眩晕科学研究院院长、耳鼻咽喉头颈外科主任。毕业于第四军医大学（现为中国人民解放军空军军医大学），德国维尔茨堡大学医学院耳鼻咽喉头颈外科医院和波鸿鲁尔大学伊丽莎白医院访问学者。原武警总医院（现为中国人民解放军总医院第三医学中心）耳鼻咽喉头颈外科主任、中美眩晕病研究所所长。曾任海军总医院（现为中国人民解放军总医院第六医学中心）全军耳鼻咽喉科中心副主任。

中国研究型医院学会眩晕医学专业委员会首任和现任主任委员，北京医学会眩晕医学分会首任和现任主任委员，中国中西医结合学会耳鼻咽喉科分会眩晕专家委员会首任和现任主任委员，吴阶平医学基金会眩晕医学专家委员会首任和现任主任委员，中国医疗器械行业协会耳鼻咽喉科分会首任和现任主任委员，北京医学会耳鼻咽喉－头颈外科学分会第九、第十、第十一届副主任委员，中华医学会耳鼻咽喉－头颈外科学分会第九、第十届委员。

姜树军 医学博士，神经病学主任医师，硕士研究生导师，现为中国人民解放军总医院第二医学中心综合治疗科主任医师。1981 年考入第四军医大学，1989 年获得神经生理学硕士学位。1996 年入中国人民解放军总医院进行脑血管病研究，1999 年获神经病学医学博士学位，同年被分配到中国人民海军总医院神经内科工作，2004 年任该院神经内科副主任。2010 年任中国人民解放军海军总医院干部病房神经科主任。2020 年 7 月起任中国人民解放军总医院第二医学中心综合治疗科主任医师至今。长期从事神经内科疾病诊治工作，擅长头晕、眩晕疾病的诊断治疗，发表多篇文章介绍国际学术组织制定的头晕疾病的分类及诊断标准，近 10 年来发表论文 30 余篇。获得多项全军科技进步奖。现任中国研究型医院学会眩晕医学专业委员会常务委员，北京医学会眩晕医学分会常务委员，全军医学科学技术委员会神经内科专业委员会头痛头晕学组副组长。

王恩彤 主任医师，教授，硕士研究生导师，现为北京电力医院耳鼻咽喉头颈外科副主任。1982年河北医学院本科毕业，1988年第三军医大学（现为中国人民解放军军医大学）耳鼻咽喉科硕士研究生毕业，2001年英国阿伯丁大学医学院博士研究生毕业，曾在英国阿伯丁大学从事博士后研究工作多年。曾任中国人民解放军空军总医院耳鼻咽喉头颈外科主任、教授及中国人民解放军总医院第三医学中心眩晕病研究所教授。现任中国研究型医院学会眩晕医学专业委员会荣誉主任委员、北京医学会眩晕医学分会副主任委员，《中华耳鼻咽喉头颈外科杂志》特约编委、《中国研究型医院》杂志编委、《北京医学》杂志通讯编委。曾完成国家自然科学基金、北京市自然科学基金和全军科研基金课题，获军队科技进步奖多项，发表论文120余篇，编写中英文专著8部。从事临床工作近40年，侧重眩晕疾病的临床诊疗与研究。

前言

　　眩晕医学是一门新诞生的医学科学，需要研究和探索的内容很多。十多年来（2007—2023年），巴拉尼协会陆续发布了十几个关于眩晕疾病的文件，详细内容主要是新的眩晕疾病的命名和诊断标准，规范了眩晕疾病的诊疗，引领了国际眩晕医学的发展，临床指导意义重大。我们的专家团队对这些文件及时进行了一一解读，为了更便于眩晕专业临床医生参考，现将这些文件进行解读并编辑成书。

　　本书编入了16个巴拉尼协会的文件解读，另外还将美国耳鼻咽喉头颈外科学会《梅尼埃病诊疗指南》和美国理疗协会《周围前庭功能低下前庭康复临床指南更新版》的解读也编入其中。本书还介绍了三位国外的眩晕医学专家——巴拉尼、梅尼埃和埃普利从事眩晕医学的研究经历和他们为世界眩晕医学进步所做出的贡献。

单希征

2023年3月

目 录

眩晕疾病诊断标准解读

第一节 巴拉尼协会《前庭症状分类》解读

巴拉尼协会（Bárány Society）《前庭症状分类》发布于 2009 年，由于它理论性强、症状概念较为抽象，有些临床医生并不喜欢使用。但是，此版巴拉尼协会《前庭症状分类》所定义的前庭症状是此后各个疾病诊断标准和各种分类文件的基础。通过大量的临床实践和对巴拉尼协会文件的解读，我们对巴拉尼协会关于前庭症状分类、前庭疾病诊断中使用的概念含义有了较深刻的理解。在此，我们按照巴拉尼协会《前庭症状分类》文件的症状顺序（表 1）进行述评，希望能为临床医生更好地使用前庭症状概念提供参考。

表 1 前庭症状分类

前庭症状	一级分类	二级分类
眩晕（vertigo）	自发性眩晕（spontaneous vertigo）	
	诱发性眩晕（triggered vertigo）	位置性眩晕
		头运动眩晕
		视觉诱发的眩晕
		声音诱发的眩晕
		Valsalva 动作诱发的眩晕
		直立性眩晕
		其他诱发性眩晕
头晕（dizziness）	自发性头晕（spontaneous dizziness）	
	诱发性头晕（triggered dizziness）	位置性头晕
		头运动头晕
		视觉诱发的头晕
		声音诱发的头晕
		Valsalva 动作诱发的头晕
		直立性头晕
		其他诱发性头晕

（续）

前庭症状	一级分类	二级分类
前庭 - 视觉症状 （vestibulo-visual symptoms）	外在的眩晕（external vertigo） 振动幻觉（oscillopsia） 视觉延迟（visual lag） 视觉倾斜（visual tilt） 运动引发的视物模糊（movement-induced blur）	
姿势性症状 （postural symptoms）	不稳（unsteadiness） 方向性倾倒（directional pulsion） 平衡相关的近乎跌倒（balance-related near fall） 平衡相关的跌倒（balance-related fall）	

一、眩晕

《前庭症状分类》关于眩晕定义所描述的"没有自身运动时感到自身运动的感觉或是在正常头部运动时感到自身扭曲的运动感觉"属于内在性眩晕（internal vertigo）。实际上内在性眩晕是指人静止时感觉自身在动，如前庭神经炎急性期患者静止不动就能感到自身在旋转；外在性眩晕是指人运动过程中感受到的外界景物在做虚假运动，属于前庭视觉症状，如前庭神经炎急性期，患者在有内在性眩晕的基础上，由于有自发眼震，睁眼看到外界景物在动，即也存在外在性眩晕。而专指站立或行走时患者感觉到的自身摇晃，则纳入前庭的姿势性症状中，如慢性周围前庭病变在引起头晕的基础上还有站立时摇晃，未归类为眩晕。

（一）自发性眩晕

自发性眩晕是指无明显诱因的眩晕。例如，前庭神经炎急性期眩晕、延髓舌下神经前置核急性梗死刚发生时的眩晕、前庭性偏头痛发作中静止不动时出现的眩晕都属于自发性眩晕。自发性眩晕在运动时会加重。

（二）诱发性眩晕

诱发性眩晕是指存在明显诱因的眩晕，而且诱发因素与眩晕的发生有适当的时间关系。在患者的病史中能问出直接诱发眩晕的因素，如食物、激素水平、药物、运动等。在急诊室接诊患者时，直接诱发眩晕的因素是要重点询问的方面。

1. 位置性眩晕（positional vertigo）

位置性眩晕是指头相对于重力的空间位置变化及之后所出现的眩晕。如良性阵发性位置性眩晕（benign paroxysmal positional vertigo，BPPV），在进行 Dix-Hallpike 手法时，将患者头位变动，在数秒至 20 秒后出现的眩晕，就是典型的位置性眩晕，前庭性偏头痛发作时也有位置性眩晕。位置性眩晕不同于头运动眩晕（见下文）。

2. 头运动眩晕（head-motion vertigo）

头运动眩晕指仅发生在头部活动时的眩晕或头动时头晕加重的情况。如我们在游乐场中坐旋转木马过程中出现的眩晕就属于头运动眩晕；再如梅尼埃病发作期，患者一动头，眩晕立即加重。

3. 视觉诱发的眩晕（visually-induced vertigo）

视觉诱发的眩晕是指由复杂的、变形的、大视野的或移动的视觉刺激所诱发的眩晕，包括周围物体相对于身体运动而引起的眩晕。其中静态的复杂视觉刺激指凌乱的或色彩纷杂或线条扭曲的图像，让人感觉不舒服。最常见的"周围物体相对于身体运动"的例子是我们自己坐在停靠在站台上的列车上，而旁边的列车行驶，我们看着旁边移动的列车，觉得自己乘坐的车在动，此时对于视觉刺激敏感的人，可能发生眩晕。登高俯视引起的眩晕，也属于视觉诱发的眩晕。

4. 声音诱发的眩晕（sound-induced vertigo）

声音诱发的眩晕是指听觉刺激所引发的眩晕。该种眩晕最主要见于内耳第三窗综合征，如半规管裂综合征。由于内耳第三窗的存在，增大的声音强度导致内淋巴流动幅度和速度加大，刺激壶腹嵴，产生眩晕。

5. Valsalva 动作诱发的眩晕（Valsalva-induced vertigo）

Valsalva 动作诱发的眩晕是指由任何可以导致颅内压或中耳压力增加的机体活动所引发的眩晕。最典型的 Valsalva 动作是"闭呼"，即吸口气，然后屏住呼吸，同时再用力做呼气动作，导致中耳、胸腔、腹腔压力加大，胸腹腔压力经静脉传导到脑脊液，导致颅内压升高。Valsalva 动作诱发的眩晕可见于上半规管裂综合征。

6. 直立性眩晕（orthostatic vertigo）

直立性眩晕是指因坐起或站起所诱发或产生的眩晕（如身体姿势从躺到坐或从坐到站立的改变）。一种可能的原因是患者起立过程中，全脑血流下降，在双侧前庭器官供血血管粗细显著不对称的前提下，由于全脑血流下降，双侧前庭器官血供之间出现明显差别，双侧前庭张力出现不平衡，产生眩晕。直立性眩晕不同于位置性眩晕。前者仅限于直立动作引起的脑血流下降，而后者是前庭器官位置相对于地球重心改变引发的前庭器官放电改变所导致的眩晕。

7. 其他诱发性眩晕（other triggered dizziness）

其他诱发性眩晕指非上述刺激所诱发的眩晕。其他诱发因素包括脱水状态、药物、环境压力改变、运动/用力、长时间处于被动运动环境后返回静止的环境、激素、过度换气、恐惧状态、衣领过紧、振动及只针对个别患者的个体特异性的非典型诱因。

二、头晕

头晕是指空间定向能力受损或障碍的感觉，没有运动的虚假或扭曲的感觉。该头晕概念在临床理解困难，患者更是无法描述定义中的感觉。我们在临床判断患者的症状是否是巴拉尼协会所定义的头晕时，采用的是排除法，如果患者就诊时主诉"头晕"，但经过询问，没有任何形式的运动幻觉，我们则认为患者的头晕属于巴拉尼协会定义的头晕。相比而言，希氏内科学关于头晕的概念比较方便使用，它的头晕概念是总体概念，包括眩晕、不稳、晕厥前状态、精神心理性头晕等。

（一）自发性头晕

自发性头晕指在无明显诱因时出现的头晕。自发性头晕患者在头动时，原有的头晕会加重，此种情况即说明同时存在自发性头晕和头运动头晕（见下文）。自发性头晕可见于小脑疾病。

（二）诱发性头晕

诱发性头晕指存在明显诱因的头晕。

1. 位置性头晕（positional dizziness）

位置性头晕是指头相对于重力的空间位置变化所引发及之后出现的头晕。耳石症和小脑小结病变，不仅可以引起位置性眩晕，还能引起位置性头晕，反复追问患者，他可能会说是位置变化引发的头晕。

2. 头运动头晕（head-motion dizziness）

头运动头晕指仅发生于头部活动时的头晕。任何前庭疾病引起的头晕在头运动时都会加重。所以头运动头晕多见于有自发性头晕的患者在动头过程中头晕加重，此时既有自发性头晕，又有头运动头晕。

3. 视觉诱发的头晕（visually-induced dizziness）

视觉诱发的头晕是指由复杂的、变形的、大视野的或移动的视觉刺激所引发的头晕，包括视景的相对运动引发的头晕。当患者发生单侧前庭功低下后，一些患者在活动中过度使用视觉维持平衡，当受到复杂或运动视觉刺激时，会产生头晕症状。

4. 声音诱发的头晕（sound-induced vertigo）

声音诱发的头晕是指听觉刺激所引发的头晕。当声音大到一定程度方能出现"声音诱发的头晕"，见于内耳第三窗综合征，内耳第三窗综合征在大的声音刺激时主要出现眩晕，但也可能使患者感到头晕。

5. Valsalva 动作诱发的头晕（Valsalva-induced dizziness）

Valsalva 动作诱发的头晕是指由任何可以导致颅内压或中耳压力增加的机体活动所引发的头晕。球囊水肿或前庭发育不良是可能的原因之一。

6. 直立性头晕（orthostatic dizziness）

直立性头晕是指因坐起或站起所诱发或产生的头晕（如身体姿势从躺到坐或从坐到站立的改变）。主要见于脑血流动力性直立性头晕/眩晕。

7. 其他诱发性头晕（other triggered dizziness）

其他诱发性头晕指非上述刺激所诱发的头晕。其他诱发因素包括脱水状态、药物、环境压力改变、运动/用力、长时间处于被动运动环境后返回静止的环境、激素、过度换气、恐惧状态、衣领过紧、振动及只针对个别患者的个体特异性的非典型诱因。

三、前庭 – 视觉症状

前庭 – 视觉症状是前庭病变或视觉与前庭系统相互作用异常所引起的视觉症状。包括视景在运动、视景发生倾斜的虚假感觉及因前庭功能丧失而导致的视觉变形（模糊）。

1. 外在的眩晕

外在的眩晕是指视景旋转或摇晃的虚假感觉。其与振动幻视（见下文）的区别在于后者为双向运动感觉（摆动）。外在的眩晕常常伴随有内在的眩晕。例如，梅尼埃病发作时，患者可以感觉到自身在旋转，同时睁眼则看到外界景物在转。这种情况属于既有内在的眩晕又有外在的眩晕的情况。

2. 振动幻觉

振动幻觉是指视景来回摆动的虚假感觉。犹如我们手提摄像机，一边走一边拍摄下的画面在荧屏上回放看到的影像，由于人走动有左右摇摆，摄像机也跟着左右摇摆，故拍下的画面回放也左右摇摆。振动幻觉多见于双侧前庭病。

3. 视觉延迟

视觉延迟是指头部运动后周围视景延迟出现或短暂漂移。这种视觉延迟感是短暂的，持续时间一般 1~2 s，可能与头运动眩晕或头晕相伴随。

这种周围视景短暂的移动不应被归为"外在的眩晕"，因为这种感觉缺乏连续性。暂时未发现围绕"视觉延迟"的研究文献，但是推测视觉延迟是前庭 – 眼反射（vestibulo-ocular reflex，VOR）障碍的一个视觉症状。

4. 视觉倾斜

视觉倾斜是视景与真实垂直轴偏离的虚假的定向感。见于双侧椭圆囊的信息传入不平衡引起的眼偏斜反应（ocular tilt reaction，OTR），包括头向病损侧或健侧倾斜（依据病变部位在椭圆囊通路交叉之前或之后），双眼共轭偏斜，主观垂直线偏斜。

5. 运动引发的视物模糊

运动引发的视物模糊是指在头运动过程中或运动后短暂的视敏度下降。当急性周围前庭功能低下发生后，前庭-眼反射障碍，患者头动时会感觉到视觉模糊、头晕、眩晕或不稳。

四、姿势性症状

姿势性症状是指与维持姿势稳定有关的平衡症状，仅见于直立位（坐位、站位或行走）。

1. 不稳

不稳是指在坐、立或行走时的不稳的感觉，无特定的方向性。

如果患者在依靠固定的物体时不稳能消失，则可能为前庭疾病引起的不稳。如果不稳出现时不伴随其他前庭症状，前庭病变的可能性很小。50%的轻型颅脑创伤（mild traumatic brain injury，MTBI）患者主诉头晕和不稳，前庭检查发现VOR异常。

2. 方向性倾倒

方向性倾倒指在坐、立或行走时感觉不稳、要向特定的方向转向或跌倒的感觉。需要明确方向是向侧方、后方还是前方。若为向侧方，还应分向左或向右。耳石器功能障碍可引起方向性倾倒。

3. 平衡相关的近乎跌倒

平衡相关的近乎跌倒指与强烈的不稳、方向性倾倒或其他前庭症状（如眩晕）有关的将要跌倒（但没有完全跌倒）的感觉。如作为糖尿病的并发症之一的耳石器功能障碍和良性阵发性位置性眩晕（benign paroxysmal positional vertigo，BPPV）可以增加患者跌倒风险，发生平衡相关的近乎跌倒。

4. 平衡相关的跌倒

平衡相关的跌倒指与强烈的不稳、方向性倾倒或其他前庭症状（如眩晕）有关的完全跌倒。在缺乏其他前庭症状佐证的情况下，不应称为平衡相关的跌倒。平衡相关的跌倒是由前庭疾病引起，最典型的平衡相关的跌倒是梅尼埃病引起的前庭性猝倒发作（vestibular drop attack，VDA），以前叫作"Tumarkin耳石危象"、"前庭性跌倒发作"或

"耳石危象"，巴拉尼前庭症状分类文件不再使用这些名词。

五、小结

14 年前巴拉尼协会颁布的《前庭症状分类》，为全球前庭疾病的研究提供了统一的基础，无疑促进了医务及科研人员对眩晕、头晕及其他前庭症状的研究。然而，由于前庭生理和病理还未被人类所彻底了解，巴拉尼协会《前庭症状分类》也就无法做到完全准确和清晰。例如，头晕定义在临床的使用还存在问题，医生和患者还无法对照文件所描述的"空间定向能力受损或障碍的感觉"来确定头晕，仅能通过排除运动幻觉后确定头晕。前庭－视觉症状中的"视觉延迟"在临床上的应用研究也鲜见，其临床价值有待商榷。相信在将来随着研究的进展，巴拉尼协会《前庭症状分类》文件还会更新。

>>> 参 考 文 献 <<<

[1] BISDORFF A, VON BREVERN M, LEMPERT T, et al. Classification of vestibular symptoms：towards an international classification of vestibular disorders [J]. J Vestib Res, 2009, 19(1/2)：1 – 13.

[2] LEMPERT T, OLESEN J, FURMAN J, et al. Vestibular migraine：diagnostic criteria [J]. J Vestib Res, 2012, 22：167 – 172.

[3] LOPEZ-ESCAMEZ J A, CAREY J, CHUNG W H, et al. Diagnostic criteria for Ménière's disease [J]. J Vestib Res, 2015, 25：1 – 7.

[4] VONBREVERN M, BERTHOLON P, BRANDT T, et al. Benign paroxysmal positional vertigo：diagnostic criteria [J]. J Vestib Res, 2015, 25：105 – 117.

[5] STRUPP M, LOPEZ-ESCAMEZ J A, KIM J S, et al. Vestibular paroxysmia：diagnostic criteria [J]. J Vestib Res, 2016, 26：409 – 415.

[6] STAAB J P, ECKHARDT-HENN A, HORII A, et al. Diagnostic criteria for persistent postural-perceptual dizziness (PPPD)：consensus document of the committee for the classification of vestibular disorders of the bárány society [J]. J Vestib Res, 2017, 27：191 – 208.

[7] STRUPP M, KIM J S, MUROFUSHI T, et al. Bilateral vestibulopathy：diagnostic criteria consensus document of the classifification committee of the Bárány society [J]. J Vestib Res, 2017, 27：177 – 189.

[8] KIM H A, BISDORFF A, BRONSTEIN A M, et al. Hemodynamic orthostatic dizziness/vertigo：diagnostic criteria [J]. J Vestib Res, 2019, 29：45 – 56.

[9] AGRAWAL Y, VAN DE BERG R, WUYTS F, et al. Presbyvestibulopathy：diagnostic criteria consensus document of the classification committee of the Bárány society [J]. J Vestib Res, 2019, 29(4)：161 – 170.

[10] CHA Y H, BALOH R W, CHO C, et al. Mal de débarquement syndrome：diagnostic criteria onsensus document of the classification committee of the Bárány society [J]. J Vestib Res, 2020, 30(5)：285 – 293.

[11] CHA Y H, GOLDING J, KESHAVARZ B, et al. Motion sickness diagnostic criteria: consensus document of the classification committee of the Bárány society [J]. J Vestib Res, 2021, 31(5): 327 – 344.

[12] VAN DE BERG R, WIDDERSHOVEN J, BISDORFF A, et al. Vestibular migraine of childhood and recurrent vertigo of childhood: diagnostic criteria consensus document of the committee for the classification of vestibular disorders of the Bárány society and the international headache society [J]. J Vestib Res, 2021, 31(1): 1 – 9.

[13] WARD B K, VAN DE BERG R, VAN ROMPAEY V, et al. Superior semicircular canal dehiscence syndrome: diagnostic criteria consensus document of the committee for the classification of vestibular disorders of the Bárány society [J]. J Vestib Res, 2021, 31(3): 131 – 141.

[14] LEMPERTA T, OLESEN J, FURMAN J, et al. Vestibular migraine: diagnostic criteria, literature update 2021, consensus document of the Bárány society and the international headache society [J]. J Vestib Res, 2022, 32(1): 1 – 6.

[15] EGGERS S D Z, BISDORFF A, VON BREVERN M, et al. Classification of vestibular signs and examination techniques: nystagmus and nystagmus-like movements [J]. J Vestib Res, 2019, 29(2/3): 57 – 87.

[16] 姜树军, 孙勍, 孙永海, 等. 学习巴拉尼的钻研精神开创头晕和眩晕研究新局面 [J]. 中国研究型医院, 2022, 9(2): 68 – 72.

[17] BAE C H, NA H G, CHOI Y S. Current diagnosis and treatment of vestibular neuritis: a narrative review [J]. J Yeungnam Med Sci, 2022, 39(2): 81 – 88.

[18] COELHO A R, PEROBELLI J L L, SONOBE L S, et al. Severe dizziness related to postural instability, changes in gait and cognitive skills in patients with chronic peripheral vestibulopathy [J]. Int Arch Otorhinolaryngol, 2020, 24(1): e99 – e106.

[19] KIM S H, ZEE D S, LAC S D, et al. Neucleus prepositus hypoglossi lesions produce a unique ocular motor syndrome [J]. Neurology, 2016, 87(19): 2026 – 2033.

[20] HUANG T C, WANG S J, KHERADMAND A. Vestibular migraine: an update on current understanding and future directions [J]. Cephalalgia, 2020, 40(1): 107 – 121.

[21] HALL C D, HERDMAN S J, WHITNEY S L, et al. Vestibular rehabilitation for peripheral vestibular hypofunction: an updated clinical practice guideline from the academy of neurologic physical therapy of the American physical therapy association [J]. J Neurol Phys Ther, 2022, 46(2): 118 – 177.

[22] NEWMAN-TOKER D E, EDLOW J A. Titrate: a novel, evidence-based approach to diagnosing acute dizziness and vertigo [J]. Neurol Clin, 2015, 33: 577 – 599.

[23] 姜树军, 王恩彤, 单希征. 巴拉尼协会良性阵发性位置性眩晕诊断标准解读 [J]. 北京医学, 2016, 38(8): 847 – 849.

[24] PHILLIPS J S, NEWMAN J L, COX S J, et al. Nystagmus during an acute Ménière's disease [J]. Int J Audiol, 2021, 60(1): 70 – 74.

[25] POWELL G, PENACCHIO O, DERRY-SUMMER H, et al. Visual stress response to static images are associated with symptoms of persistent postural perceptual dizziness(PPPD) [J]. J Vestib Res, 2022, 32

（1）：69 - 78.

［26］ BRANDT T, KUGLER G, SCHNIEPP R, et al. Acrophobia impairs visual exploration and balance during standing and walking［J］. Ann N Y Acad Sci, 2015, 1343：37 - 48.

［27］ GRIESER B J, KLEISER L, OBRIST D. Identifying Mechanisms behind the tullio phenomenon：a computational study based on first principles［J］. J Assoc Res Otolaryngol, 2016, 17(2)：103 - 118.

［28］ 孙永海，姜树军，蒋子栋，等. 头晕的两种概念体系介绍［J］. 北京医学, 2021, 43(6)：486 - 488.

［29］ FEIL K, STROBL R, SCHINDLER A, et al. What is behind cerebellar vertigo and dizziness［J］. Cerebellum, 2019, 18(3)：320 - 322.

［30］ SULWAY S, WHITNEY S L. Advances in vestibular rehabilitation［J］. Adv Otorhinolaryngol, 2019, 82：164 - 169.

［31］ HASSANNIA F, CARR S D, RUTKA J A. Transient vertigo with horizontal nystagmus to loud noise and pressure：utricular hydrops or vestibular atelectasis?［J］. J Int Otol, 2020, 16(1)：127 - 129.

［32］ PHILLIPS J S, NEWMAN J L, COX S J, et al. Nystagmus during an acute Ménière's attack：from prodrome to recovery［J］. Int J Audiol, 2021, 60(1)：70 - 74.

［33］ MBONGO F, PATKO T, VIDAL P P, et al. Postural control in patients with unilateral vestibular lesions is more impaired in the roll than in the pitch plane：a static and dynamic posturography study［J］. Audiol Neurootol, 2005, 10：291 - 302.

［34］ HERDMAN S J, BLATT P, SCHUBERT M C, et al. Falls in patients with vestibular deficits［J］. Am J Otol, 2000, 21(6)：847 - 851.

［35］ CRAMPTON A, TEEL E, CHEVIGNARD M, et al. Vestibular-ocular reflex dysfunction following mild traumatic brain injury：a narrative review［J］. Neurochirurgie, 2021, 67(3)：231 - 237.

［36］ CHUA K W, YUEN H W, LOW D Y M, et al. The prevalence of isolated otolith dysfunction in a local tertiary hospital［J］. J Otol, 2022, 17(1)：5 - 12.

［37］ D'SILVA L J, STAECKER H, LIN J, et al. Otolith Dysfunction in persons with both diabetes and benign paroxysmal positional vertigo［J］. Otol Neurotol, 2017, 38(3)：379 - 385.

［38］ PYYKKO I, PYYKKO N, MANCHAIAH V. Vestibular drop attacks in Ménière's disease［J］. J Vestib Res, 2021, 31(5)：389 - 399.

［39］ 姜树军，单希征，王鹏，等. 重温经典文献巴拉尼协会《前庭症状分类》. 中国研究型医院, 2022, 9(4)：41 - 45.

第二节　巴拉尼协会《梅尼埃病诊断标准》解读

1861 年，法国皇家聋哑研究所所长普罗斯帕·梅尼埃提出："反复出现的眩晕、恶心、耳鸣、听力下降症状复合体是由内耳紊乱引起。"1874 年，法国神经病学家吉恩·夏科将梅尼埃所描述的症状复合体命名为"梅尼埃病",在我国曾按英语发音称"美尼尔病"。经过 160 多年的研究,现在医学界对梅尼埃病有了较深入的了解。梅尼埃病是一种由多因素引起的临床综合征,表现为自发发作的眩晕,通常伴单侧听觉症状,如波动性感音神经性听力下降、耳鸣或耳胀满感等。虽然眩晕在梅尼埃病中较为常见,但听力下降和前庭功能减退在患者中表现出很大的差异性。遗传因素和环境因素结合能够导致梅尼埃病。组织病理学研究显示,梅尼埃病与耳蜗和前庭器官的内淋巴积水有关,但内淋巴积水并不能完全解释梅尼埃病的所有临床特征。除了梅尼埃病,还有一些疾病能引起眩晕和听觉症状,所以制定梅尼埃病诊断标准是一项非常重要的工作。

研究前庭疾病的国际权威学术组织巴拉尼协会牵头,日本平衡研究协会、欧洲耳科和神经耳科学会、美国耳鼻咽喉头颈外科学会(American Academy of Otolaryngology-Head and Neck Surgery,AAOHNS)和韩国平衡协会参与,共同制定了梅尼埃病诊断标准(以下简称巴拉尼协会《梅尼埃病诊断标准》),并于 2015 年发布。该诊断标准是梅尼埃病临床研究道路上的里程碑,尽管已发布了 8 年,但在中文学术期刊上少见关于巴拉尼协会《梅尼埃病诊断标准》的专题解读,所以我们详细介绍该诊断标准的内容及临床使用情况。

一、巴拉尼协会《梅尼埃病诊断标准》制定过程

1972 年,美国耳鼻咽喉头颈外科学会制定了全球第一个梅尼埃病诊断标准。1974 年,日本平衡研究协会制定了日本梅尼埃病诊断标准。随后,美国耳鼻咽喉头颈外科学会于 1985 和 1996 年分别更新了美国梅尼埃病诊断标准。2015 年,由巴拉尼协会前庭疾病分类委员会牵头,日本平衡研究协会、欧洲耳科和神经耳科学会、美国耳鼻咽喉头颈外科学会和韩国平衡协会共同参与制定了巴拉尼协会《梅尼埃病诊断标准》,为全球临床医师诊断梅尼埃病提供了依据。

此后,国外又相继出台了多部关于梅尼埃病的指南性文件,如 2018 年,欧洲发布了《欧洲梅尼埃病诊断治疗声明》;2020 年,美国发布了《美国耳鼻咽喉头颈外科学会梅尼埃病临床指南》;2021 年,日本发布了《日本平衡研究协会梅尼埃病诊疗策略》等。

二、巴拉尼协会《梅尼埃病诊断标准》的内容

(一) 明确的梅尼埃病诊断标准

目前,诊断明确的梅尼埃病必须具备下述全部条件。

(1) 自发性眩晕发生 ≥2 次,每次发作持续 20 min ~ 12 h,详见注解 (1) ~ (3)。

(2) 听力记录显示,至少在眩晕发作前、发作中或发作间歇期发生过 1 次单耳低中

频感音神经性听力下降，详见注解（4）~（7）。

（3）受累耳有波动性听力下降、耳鸣或耳胀满感等，详见注解（8）。

（4）患者的临床表现不能用其他前庭疾病解释，详见注解（9）。

注解：

（1）部分梅尼埃病患者可主诉慢性头晕、不稳，但发作性头晕、不稳不符合梅尼埃病的特点。因为梅尼埃病的核心特点是发作性眩晕和波动性听力下降。

（2）虽然大多数患者主诉眩晕发作全部是自发性的，但应详细询问患者是否有饮食诱因，如过度摄入钠或咖啡因。有些患者在高强度低频声音刺激下，会发生持续数秒到数分钟的眩晕，称为 Tullio 现象。此外，胸腹腔压力加大也能诱发短暂眩晕。这些发作因素倾向于梅尼埃病晚期，可能与不断进展的积水导致膜迷路靠近镫骨底板有关。

（3）眩晕发作持续时间是根据患者必须卧床休息而不能自由移动的时间来确定。发作时间可以是 <20 min 或 >12 h，但这两个发作时间在梅尼埃病中较少见，故应该考虑其他疾病。眩晕短暂发作通常是自发的，位置变化诱发的短暂眩晕应考虑梅尼埃病以外的原因，如良性阵发性位置性眩晕。患者在 1 次发作后可能有残余症状，但不以残余症状存在时间来确定发作时间。

（4）有时听力下降和眩晕发作暂时关联，通常在眩晕发作后 24 h 内出现听力下降。在梅尼埃病病程的前几年，典型的听力下降是自发的、波动的。在反复发作之后，听力下降逐渐进展，并永久存在，便难以发现眩晕发作和听觉症状间的相关性。

（5）眩晕发作有时可以伴随由前庭 - 脊髓反射突然丧失导致的突然跌倒或少见的侧方倾倒，持续数秒，很少达到数分钟，又称"前庭性跌倒发作"、"耳石危象"或"Tumarkin 耳石危象"。

（6）低频感音神经性听力下降是经骨导纯音测听，在 2000 Hz 以下，连续 2 个频率检测的阈值升高 30 dB 确诊。对于双侧低频感音神经性听力下降，阈值升高达 35 dB 可确诊。如果多次听力图测试结果证明低频感音神经性听力下降在发作间歇期某个时间点上有所恢复，则进一步支持梅尼埃病诊断。双侧同步感音神经性听力下降（对称或非对称）可发生于某些梅尼埃病患者，但该情况常见于自身免疫性内耳疾病。如果双侧听力对称性下降在几年后缓慢进展，则可能是前庭性偏头痛。双侧低频感音神经性听力下降也见于由 *WFS1* 基因突变引起的非同步进展性耳聋早期不伴随眩晕发作。梅尼埃病多次严重发作后，也可发生中或高频感音神经性听力下降，检查时可能发现全频听力下降。

（7）眩晕和听力下降可以单独发生。感音神经性听力下降可在眩晕发作数月或数年前发生，这种临床变异体被称作"迟发性积水"或"迟发性梅尼埃病"。发作性眩晕可在听力下降发生前几周或几个月发生，但耳鸣或耳胀满感通常与首次眩晕发作相伴随。

（8）在眩晕发作的前几年，通常伴随受累耳的耳鸣或耳胀满感加重，一旦听力下降，耳鸣可能永久存在。

（9）鉴别诊断：①内听动脉（internal auditory artery，IAA）短暂缺血能够引起眩晕发作。由于 IAA 大部分起源于小脑前下动脉（anterior inferior cerebellar artery，AICA），15%～20% 直接起源于基底动脉。当眩晕和听觉症状同时出现，提示有 AICA 或基底动脉梗死的可能。②前庭性偏头痛，该病能够发生波动性听力下降、耳鸣或耳胀满感，但其感音神经性听力下降通常是双侧对称发生，疾病进展缓慢。③自身免疫性内耳疾病（autoimmune inner ear disease，AIED），AIED 病程数天至数月，可发生双侧感音神经性听力下降，约 50% 的 AIED 患者可出现前庭症状，15%～30% 的患者同时存在系统性自身免疫性疾病。部分 AIED 患者开始表现为一侧耳突发感音神经性听力下降，然后突然迅速发展至对侧耳，并伴有耳鸣和平衡失调症状。④梅尼埃病还应与前庭阵发性发作、复发性单侧前庭病等相鉴别，MRI 检查可辅助鉴别前庭神经鞘瘤或内淋巴囊瘤。⑤偏头痛、良性阵发性位置性眩晕、全身性自身免疫性疾病等可以与梅尼埃病共存。

（二）可能的梅尼埃病诊断标准

诊断可能的梅尼埃病需要符合下述全部条件。

（1）眩晕或头晕发作≥2 次，每次发作持续 20 min～24 h。

（2）受累耳有波动性听力下降、耳鸣或耳胀满感，详见注解（1）。

（3）患者的临床表现不能用其他前庭疾病解释，详见注解（2）。

注解：

（1）眩晕发作期间，患者有波动性听觉症状，通常表现为感音神经性听力下降，前几年可能发生传导性或混合性听力下降，眩晕发作伴受累耳耳鸣或耳胀满感加重。

（2）鉴别诊断：应与短暂性脑缺血发作、前庭性偏头痛和其他前庭障碍相鉴别。MRI 检查可辅助鉴别前庭神经鞘瘤或内淋巴囊瘤。偏头痛、良性阵发性位置性眩晕和系统性自身免疫性疾病等可以与梅尼埃病共存。

三、巴拉尼协会《梅尼埃病诊断标准》的临床使用情况

最近，许多国家仍然应用巴拉尼协会《梅尼埃病诊断标准》进行临床研究，如德国学者 2022 年 1 月在 *Journal of Vestibular Research* 发表了《根据 2015 年梅尼埃病诊断标准诊断的 96 例梅尼埃病患者的特征和挑战》，意大利学者 2022 年 2 月在 *Acta Otorhinolaryngologica Italica* 发表了《咬合夹板治疗患者的梅尼埃病和颞颌关节紊乱》，由中国、日本、芬兰、瑞典、葡萄牙和德国 6 国学者于 2022 年 4 月在 *Frontiers in Surgery* 联合发表了《关于疑似积水性耳病（梅尼埃病）的内淋巴积水磁共振成像共识》。

2021 年 2 月，日本平衡研究学会发布了新版《日本平衡研究学会梅尼埃病诊疗策略》，其中对梅尼埃病的诊断与巴拉尼协会《梅尼埃病诊断标准》的不同之处在于：①将每次眩晕发作的时间缩减为 10 min 至数小时；②将梅尼埃病分为典型的梅尼埃病和不典型的梅尼埃病 2 个类型，又将典型的梅尼埃病划分为确定的梅尼埃病、梅尼埃病和可能的梅尼埃病 3 个类型，将不典型梅尼埃病划分为耳蜗型和前庭型 2 个亚型；③将内耳 MRI 检查发现内淋巴积水作为诊断梅尼埃病的必要条件之一。

《日本平衡研究学会梅尼埃病诊疗策略》是否能被各国学者所接受，还有待观察。将来巴拉尼协会可能会牵头制定新版梅尼埃病诊断标准。

四、结语

自 2015 年巴拉尼协会《梅尼埃病诊断标准》颁布至今，大多数国家普遍使用该诊断标准，促进了全球关于梅尼埃病的临床研究。近年来，各国制定的梅尼埃病相关临床指南文件，仍然以巴拉尼协会《梅尼埃病诊断标准》为依据。熟悉该诊断标准，有利于我们在梅尼埃病诊疗和科研中与国际接轨。随着全世界学者对梅尼埃病研究的不断推进，未来可能会在巴拉尼协会《梅尼埃病诊断标准》的基础上制定新的梅尼埃病诊断标准。

>>> 参 考 文 献 <<<

[1] MENIERE P. Mémoire surles lésions de l'oreille interne donnantlieuàdes symptômes de congestion cérébrale apoplectiforme [J]. Gazette Médicale de Paris, 1861, 16: 597 - 601.

[2] CHARCOT J M. Conferences cliniques de salpetriere: vertiges ab aurelaesa(maladie de Ménière) [J]. Gazette des Hospiteaux Civils et Militaires, 1874, 47: 73 - 74.

[3] 匡培根. 神经系统疾病临床药物治疗学[M]. 2 版. 北京：人民卫生出版社，2008：1269 - 1286.

[4] LOPEZ-ESCAMEZ J A, CAREY J, CHUNG W H, et al. Diagnostic criteria for Ménière's disease [J]. J Vestib Res, 2015, 25: 1 - 7.

[5] RAUCH S D, MERCHANT S N, THEDINGER B A. Ménière's syndrome and endolymphatic hydrops: double-blind temporal bone study [J]. Ann Otol Rhinol Laryngol, 1989, 98: 873 - 883.

[6] MERCHANT S N, ADAMS J C, NADOL J B. Pathophysiology of Ménière'syndrome: are symptoms caused by endolymphatic hydrops? [J]. Otol Neurotol, 2005, 26(1): 74 - 81.

[7] 姜树军，孙勍，孙永海，等. 学习巴拉尼的钻研精神开创头晕和眩晕研究新局面[J]. 中国研究型医院，2022，9(2)：76 - 80.

[8] Committee on Hearing and Equilibrium. Report of subcommittee on equilibrium and its measurement. Ménière's disease: criteria for diagnosis and evaluation of therapy for reporting [J]. Trans Am Acad Ophthalmol Otolaryngol, 1972, 76(6): 1462 - 1464.

[9] MAGNAN J, ÖZGIRGIN O N, TRABALZINI F, et al. European position statement on diagnosis, and treatment of Ménière's disease [J]. J Int Adv Otol, 2018, 14(2): 317 – 321.

[10] BASURA G J, ADAMS M E, MONFARED A, et al. Clinical practice guideline: Ménière's disease [J]. Otolaryngol Head Neck Surg, 2020, 162(2): S1 – S55.

[11] IWASAKI S, SHOJAKU H, MUROFUSHI T, et al. Diagnostic and therapeutic strategies for Ménière's disease of the Japan society for equilibrium research [J]. Auris Nasus Larynx, 2021, 48(1): 15 – 22.

[12] IHLER F, STOYCHEVA I, SPIEGEL J L, et al. Diagnosis of Ménière's disease according to the criteria of 2015: characteristics and challenges in 96 patients [J]. J VestibRes, 2022, 32(3): 271 – 283.

[13] MONZANI D, BARALDI C, APA E, et al. Occlusal splint therapy in patients with Ménière's disease and temporomandibular joint disorder [J]. ACTA Otorhinolaryngol Ital, 2022, 42: 89 – 96.

[14] LIU Y, PYYKKÖ I, NAGANAWA S, et al. Consensus on MR imaging of endolymphatic hydrops in patients with suspected hydropic ear disease(Ménière) [J]. Front Surg, 2022, 9: 874971.

[15] 姜树军, 单希征, 王鹏, 等. 再看巴拉尼协会牵头制定的梅尼埃病诊断标准 [J]. 中国研究型医院. 2022, 9(4): 37 – 40.

第三节　巴拉尼协会《良性阵发性位置性眩晕诊断标准》解读

良性阵发性位置性眩晕（BPPV）为一种常见的外周性前庭疾病，也是最常见的眩晕发生原因，在一般人群中的终生累积发病率达 10%，给个人和社会带来较大的疾病负担。但近几十年来该病开始得到关注和重视，并且医学界对其有了较深入的认识，对该病的诊疗水平及效果也得到了明显的提高。2007 年，《中华耳鼻咽喉头颈外科杂志》编委会和中华医学会耳鼻咽喉 – 头颈外科学分会制定发布了《BPPV 的诊断依据和疗效评估》。2008 年，美国耳鼻咽喉头颈外科学会和美国神经病学会（American Academy of Neurology，AAN）也分别制定了相应的 BPPV 临床诊疗指南，这些指南性文件一直沿用至今，对 BPPV 的临床诊疗及研究工作起到了积极有效的指导作用。然而，BPPV 的病因及发生机理目前仍不十分清楚，亦有许多诊疗问题有待解决。2015 年，巴拉尼协会前庭疾病分类委员会在 J Vestib Res 杂志上发布了其共识性文件——《BPPV 诊断标准》（以下简称"诊断标准"）。本文就这一诊断标准予以简要介绍及解读，以便于国内相关专业同行对该诊断标准的了解、借鉴与应用。

一、BPPV 诊断标准制定的背景

关于前庭疾病，许多国家有自己的分类及诊断标准，但缺乏全球统一的概念和诊断标准。为了建立统一的规范性概念和标准，巴拉尼协会开展了前庭疾病国际分类（international classification of vestibular disorders，ICVD）工作。ICVD 的全部工作包括四个层次：①症状体征定义；②综合征定义；③疾病定义；④机理阐述。巴拉尼协会前庭疾病分类委员会首先在 2009 年完成了前庭症状国际分类，这为后续的前庭疾病诊断打下了基础。随后巴拉尼协会下属各专业委员会开始对一些常见前庭疾病制定其诊断标准，相继完成并发布了前庭性偏头痛和梅尼埃病的诊断标准之后，2015 年又在 *J Vestibular Res* 杂志上发布了 BPPV 的诊断标准。

由巴拉尼协会前庭疾病分类委员会制定的这一 BPPV 诊断标准，从草稿形成到最后发表历经 6 年时间，期间经过了充分的酝酿与讨论过程。该诊断标准具有广泛的地域代表性，至少有来自欧洲、美洲和亚洲三大洲的学者参加了这一诊断标准的制定。诊断标准也具有广泛的学科与专业代表性，耳鼻咽喉科学和神经病学专家共同参与了 BPPV 诊断标准的制定工作，之后又经过了美国耳鼻咽喉头颈外科学会、美国神经科学会、美国耳科学会、欧洲耳科与神经耳科学会、日本平衡研究协会的广泛讨论。这一诊断标准亦符合 2008 年美国神经病学会所发布的 BPPV 治疗方案和美国耳鼻咽喉头颈外科学会所制定的 BPPV 临床诊疗指南的精神。

二、BPPV 诊断标准

BPPV 的完整诊断应包括受累半规管的确定，还有所涉及病理生理学机制，即是管石症（canalolithiasis）还是嵴帽结石症（cupulolithiasis）。BPPV 的确定性诊断需通过诊断性试验以观察不同半规管的特异性位置性眼震，包括眼震潜伏期、方向、时间过程及持续时间等基本特征。

理论上讲，3 个半规管中每个半规管均可发生管石症或嵴帽结石症，这样每侧耳可出现 6 种 BPPV 亚型（不包括累及多个半规管的 BPPV），除前半规管嵴帽结石症外，其他亚型均已通过眼震记录得到确定，而被包含在巴拉尼协会所制定的 BPPV 分类与诊断标准之中。在这一标准中，BPPV 被分为两大类 8 种亚型，第一类为已确立的 4 种较常见的 BPPV 亚型，第二类则为新近出现的或尚有争议的 4 种 BPPV 亚型，临床较少见，且与中枢性位置性眩晕鉴别起来有一定难度。

（一）已确立的 4 种 BPPV 亚型的诊断标准

1. 后半规管管石症（canalolithiasis of the posterior canal，pc-BPPV）

（1）由躺下或躺在床上翻身所诱发的位置性眩晕或位置性头晕，反复发作。

（2）眩晕发作持续时间 <1 min。

（3）Dix-Hallpike（DH）试验或侧卧（side-lying）试验（又称 Semont 诊断试验）可诱

发出位置性眼震，眼震是由垂直性和扭转性两种眼震成分构成的混合性眼震，其中垂直性眼震朝向额侧，同时眼球上极朝下方患耳扭转，潜伏期 1 至数秒，持续时间通常 <1 min。

（4）需排除由其他疾患所致。

2. 水平半规管管石症（canalolithiasis of the horizontal canal，hc-BPPV）

（1）由躺下或躺在床上翻身所诱发的位置性眩晕或位置性头晕，反复发作。

（2）眩晕发作持续时间 <1 min。

（3）仰卧翻滚试验（supine roll test，SRT）可诱发出位置性眼震，头部向两侧转动时均表现为方向向下侧耳的水平性眼震，即向地性变向性眼震（geotropic direction changing nystagmus），可无潜伏期或潜伏期短暂，眼震持续时间 <1 min。

（4）需排除由其他疾患所致。

3. 水平半规管嵴帽结石症（cupulolithiasis of the horizontal canal，hc-BPPV-cu）

（1）由躺下或躺在床上翻身所诱发的位置性眩晕或位置性头晕，反复发作。

（2）SRT 可诱发出位置性眼震，但头部向两侧转动时则均表现为方向向上侧耳的水平性眼震，即背地性变向性眼震（apogeotropic direction changing nystagmus），可无潜伏期或潜伏期短暂，眼震持续时间 >1 min。

（3）需排除由其他疾患所致。

4. 可能性 BPPV（自发缓解）

（1）由躺下或躺在床上翻身所诱发的位置性眩晕或位置性头晕，反复发作。

（2）眩晕发作持续时间 <1 min。

（3）各种位置性诊断试验均未诱发出眩晕症状和明显的眼震。

（4）需排除由其他疾患所致。

（二）新近出现的或尚有争议的 4 种 BPPV 亚型的诊断标准

1. 前半规管管石症（canalolithiasis of the anterior canal，ac-BPPV）

（1）由躺下或躺在床上翻身所诱发的位置性眩晕或位置性头晕，反复发作。

（2）眩晕发作持续时间 <1 min。

（3）DH 试验（一侧或两侧）或仰卧正中头悬位（supine straight head-hanging，SHH）试验可诱发出位置性眼震，眼震立即出现或有 1 至数秒的潜伏期，眼震主要成分为方向向下（额侧）的垂直性眼震，持续时间 <1 min。

（4）需排除由其他疾患所致。

2. 后半规管嵴帽结石症（cupulolithiasis of the posterior canal，pc-BPPV-cu）

（1）由躺下或躺在床上翻身所诱发的位置性眩晕或位置性头晕，反复发作。

（2）半 DH 试验可诱发出位置性眼震，为混合性眼震，其中垂直性眼震朝向额侧，同时眼球上极朝下方患耳扭转，持续时间 >1 min。

（3）需排除由其他疾患所致。

3．多半规管管石症（lithiasis of multiple canals，mc-BPPV）

（1）由躺下或躺在床上翻身所诱发的位置性眩晕或位置性头晕，反复发作。

（2）眩晕发作持续时间 <1 min。

（3）DH 试验和 SRT 中所呈现的位置性眼震与多个半规管管石症之眼震相符合。

（4）需排除由其他疾患所致。

4．可疑性 BPPV

（1）表现有类似于上述某型 BPPV 的位置性眩晕发作，但差一项而未能满足其标准。

（2）需排除由其他疾患所致。

三、BPPV 诊断标准的注解与评论

在 BPPV 诊断标准中，在上述每个 BPPV 亚型诊断标准之后分别给出了进一步的注解和评论意见，其中有些内容相同或重复，将之简要归纳如下。

（1）BPPV 患者除可表现为发作性位置性眩晕外，也可表现为持续时间较长的轻微不稳感，甚至在 BPPV 得到成功的复位治疗之后仍会出现该表现。

（2）BPPV 通常诱发位置性眩晕症状，但偶有患者可诉有位置性头晕症状。

（3）患者在眩晕发作过程中还可主诉有：周围环境旋转、不稳感和自主神经症状（如恶心、出汗和心动过速）。

（4）位置性眩晕或头晕应与直立性低血压症状相鉴别，后者仅在起立时出现，而非由其他位置变化所诱发。

（5）pc-BPPV、hc-BPPV 及可能性 BPPV 患者，眩晕发作不仅可由床上一些头部运动所诱发，还可由其他头部运动（如头部前屈或后仰运动）所诱发。

（6）患者可能会高估其单次眩晕发作的持续时间，发作后的轻微残余症状偶尔持续数分钟或数小时。眩晕发作可以被反复诱发，并由此引发其他症状。然而，眩晕的持续时间一般不超过 1 min，如果每次眩晕发作持续时间较长，则应考虑可能系非典型性 BPPV 或其他诊断。

（7）如果位置性眼震在复位治疗操作后立即消失，则进一步支持 BPPV 诊断。

（8）ac-BPPV 相对少见，这可能与前半规管的空间位置及定向有关，在躺下和再次坐起后，耳石颗粒能较容易地离开前半规管。SHH（头居地平线平面之下）或 DH 试验（不管头部转向哪一侧）均可导致耳石颗粒在受累前半规管内的移动而诱发出位置性眼震。

（9）pc-BPPV-cu 罕见报告，当患者在 DH 试验中其头位进一步后倾时，诱发出的位置性眼震可消失。逆向（即患者于坐位头向患侧偏转 45°，然后头部前屈 90°）可以显示出与"半 DH 试验"中方向相反的眼震。

（10）mc-BPPV 可能较常见，在所有 BPPV 病例中可占到 20%，mc-BPPV 可能最常继发于头部外伤。

（11）可疑性 BPPV 可包括：①伴有位置性眩晕但查询眼震记录未观察到位置性眼震的患者，或位置性眼震不典型但在复位治疗后其眼震消失的患者；②BPPV 被认为系多半规管受累所致但无法确定具体受累之半规管的患者；③同时表现有周围性和中枢性位置性眼震的患者。如果患者情况符合"可能性 BPPV（自发缓解）"的诊断标准，则不要将之归为可疑性 BPPV。

（12）患者的病史、体格检查及神经科检查均应未提示患有其他前庭疾病，或虽疑有某种前庭疾病但经适当的检诊之后将之排除，又或某种前庭疾病是以并发症的形式存在并能清楚地予以鉴别。

四、巴拉尼协会 BPPV 诊断标准对今后 BPPV 诊疗工作的影响

《中华耳鼻咽喉头颈外科杂志》编委会和中华医学会耳鼻咽喉－头颈外科学分会，以及美国耳鼻咽喉头颈外科学会和美国神经病学会关于 BPPV 的指南性文件发布至今已 8～10 年，在此期间，经过各国学者近 10 年的不断探索，对 BPPV 有了新的、更为全面的认识，为此，巴拉尼协会制定了这一 BPPV 诊断标准，这一诊断标准会对今后的 BPPV 的临床诊疗与研究工作产生深远的影响。美国耳鼻咽喉头颈外科学会于 2016 年对其 2008 年所发布的"临床诊疗指南"进行了修订。而《中华耳鼻咽喉头颈外科杂志》编委会和中华医学会耳鼻咽喉－头颈外科学分会也在 2016 年耳科年会上就 2007 年所发布的"BPPV 诊断和治疗指南"进行了讨论修订。本文通过对巴拉尼协会 BPPV 诊断标准的介绍与解读，有助于提高国内相关专业同行对该标准的了解和认识，更便于其在今后的 BPPV 临床诊疗与研究工作中使用和借鉴。

>>> 参 考 文 献 <<<

[1] KIM J S, ZEE D S. Clinical practice. Benign paroxysmal positional vertigo [J]. N Engl J Med, 2014, 370(12): 1138 - 1147.

[2] VON BREVERN M, RADTKE A, LEZIUS F, et al. Epidemiology of benign paroxysmal positional vertigo: A population based study [J]. J Neurol Neursurg Psychiatry, 2007, 78(7): 710 - 715.

[3] 中华耳鼻咽喉头颈外科杂志编辑委员会, 中华医学会耳鼻咽喉科学分会. 良性阵发性位置性眩晕的诊断依据和疗效评估 [J]. 中华耳鼻咽喉头颈外科杂志, 2007, 42(3): 163 - 164.

[4] BHATTACHARYYA N, BAUGH R F, ORVIDAS L, et al. Clinical practice guideline：Benign paroxysmal positional vertigo [J]. Otolaryngol Head Neck Surg, 2008, 139(5 Suppl 4)：S47 – S81.

[5] FIFE T D, IVERSON D J, LEMPERT T, et al. Therapies for benign paroxysmal positional vertigo (an evidence-based review)：Report of the Quality Standards Subcommitteeof the American Academy of Neurology [J]. Neurology, 2008, 70(22)：2067 – 2074.

[6] VON BREVERN M, BERTHOLONB P, BRANDT T, et al. Benign paroxysmal positional vertigo：diagnostic criteria [J]. J Vestib Res, 2015, 25(3/4)：105 – 117.

[7] BISDORFF A R, STAAB J P, NEWMAN-TOKER D E. Overview of the international classification of vestibular disorders [J]. Neuro Clin, 2015, 33(3)：541 – 550.

[8] BISDORFF A R, VON BREVERN M, LEMPERT T, et al. Classification of vestibular symptoms：towards an international classification of vestibular disorders. First consensus document of the committee for the classification of vestibular disorders of the Bárány Society [J]. J Vestib Res, 2009, 19(1/2)：1 – 13.

[9] LEMPERT T, OLESEN J, FURMAN J, et al. Vestibular migraine：diagnostic criteria [J]. J Vestib Res, 2012, 22(4)：167 – 172.

[10] LOPEZ-ESCAMEZ J A, CAREY J, CHUNG W H, et al. Diagnostic criteria for Ménière's disease [J]. J Vestib Res, 2015, 25(2)：1 – 7.

[11] 中华耳鼻咽喉头颈外科杂志编辑部. 2016 年全国耳科年会征文通知 [J]. 中华耳鼻咽喉头颈外科杂志, 2016, 51(6)：407.

[12] 姜树军, 王恩彤, 单希征. 巴拉尼协会良性阵发性位置性眩晕诊断标准解读 [J]. 北京医学, 2016, 38(8)：847 – 849.

第四节　巴拉尼协会《前庭阵发症诊断标准》解读

　　前庭阵发症的主要症状是短暂发作的旋转性或非旋转性眩晕。目前认为前庭阵发症的病因是第八对颅神经受到以血管为主的临近组织压迫。从事该病研究的学者有多位，其中最重要的代表人物有两位，一位是美国匹兹堡大学医学院神经外科的 Jannetta，他的团队在 1975 年首先报道血管压迫第八对颅神经能够出现眩晕，1984 年 Jannetta 团队称其为失能性位置性眩晕（disablingpositional vertigo），1986 年该团队用微血管减压术治疗该病，获得成功。另一位重要代表人物是德国慕尼黑大学神经科学研究所的 Brandt，他的团队于 1994 年首次提出前庭阵发症（vestibular paroxysmia，VP）概念，取代失能性位置性眩晕概念，并初步提出诊断标准。后来 Brandt 团队对 1994 年版前庭阵发症诊断标准进行了修订，在 *Neurology* 上发表了 2008 版前庭阵发症诊断标准，此标准沿用至今。

一、巴拉尼协会《前庭阵发症诊断标准》的制定背景

Brandt 团队发表的 2008 版前庭阵发症诊断标准对于该病的诊断和治疗具有奠基石的作用，但该标准不够简洁，临床使用起来有不方便之处。Brandt 2008 版前庭阵发症诊断标准包括确定的前庭阵发症诊断标准和可能的前庭阵发症诊断标准。

（一）确定的前庭阵发症诊断标准

至少有 5 次发作，并且符合下述标准（1）~（5）。

（1）眩晕发作持续数秒到数分，不经特殊治疗干预眩晕可终止或减轻。

（2）下列因素一个或多个诱发发作：①休息时；②一定的头位或体位（不是 BPPV 的诱发头位）；③头位体位变动过程中（不是 BPPV 的诱发手法动作）。

（3）发作时可以不出现或出现一个或多个下述特征：①站立失常；②步态失常；③单侧耳鸣；④单耳有压迫感或麻木感；⑤单侧听力下降。

（4）具备下述附件标准的 1 个或几个：① MRI（CISS 序列、TOFMR 血管成像）证实神经血管交叉压迫；②过度换气时用眼震电图能记录到眼震；③后续用眼震电图跟踪随访时，会发现前庭缺陷逐渐加重；④用抗癫痫治疗有效（第一次咨询时不适用）。

（5）症状不能用其他疾病解释。

（二）可能的前庭阵发症诊断标准

至少有 5 次发作，完全符合上述的第（1）条标准，并且至少符合上述（2）~（5）标准中的 3 条。

为了建立国际统一的便于操作的规范性概念和标准，巴拉尼协会发布了《前庭阵发症诊断标准》。该标准的发布是近年来巴拉尼协会开展的前庭疾病国际分类工作的一部分。

这一最新权威前庭阵发症诊断标准经历了 4 年（2013—2016 年）的反复讨论、提交、修改，而且特别考虑了不是每个国家都能做到实验室检查和 MRI 检查的特点，注重了该标准的广泛实用性，未将实验室检查结果和 MRI 检查结果列入诊断要素。

二、巴拉尼协会前庭阵发症诊断标准文件中关于该病的研究进展介绍

1. 流行病学

目前尚无公开发表的大规模的流行病学资料，但推测前庭阵发症是罕见疾病。在德国的一个三级医疗中心，17 000 名眩晕和头晕患者中，前庭阵发症占比 4%。部分病例

研究显示，发病年龄为 25～77 岁，男女发病率无显著差异。儿童中也有与成人前庭阵发症相似的疾病，但远期预后好，随着年龄增长，可以自发消失。尚无遗传因素在前庭阵发症发病中起作用的流行病学证据。

2. 病理生理和病因

前庭阵发症的病理生理与三叉神经痛、面肌痉挛、舌咽神经痛或眼球上斜肌纤颤发作类似，前庭阵发症的发作也被认为是假性突触放电引起，即第八对颅神经轴突受相邻组织刺激，产生阵发性病理性放电，尤其当轴突发生脱髓鞘损害后，更容易产生假性突触放电。推测产生假性突触放电的神经节段是前庭神经刚离开脑桥后披着少突胶质细胞髓鞘的部分，长约 15 mm，这部分神经髓鞘非常薄，位于髓鞘转换区近中心端。目前认为，这部分具有较薄的少突胶质细胞髓鞘的神经轴突受到血管、肿瘤或囊肿压迫刺激，或发生脱髓鞘后，或发生创伤后，或受到尚未确定的原因作用时，会发生放电，产生前庭阵发症。

3. 实验室检查

大约 50% 的前庭阵发症患者在发作间隙期进行前庭或听力检查能发现单侧轻到中度功能下降。前庭阵发症患者的听力下降较梅尼埃病患者轻。单独通过实验检查一般不能鉴定出受累神经侧别。如果前庭阵发症发作时伴有刻板的单侧听力下降症状，并且实验室检查揭示同侧有前庭及听力缺陷，才可能确定出受累神经侧别。

4. MRI 影像表现

在一项包括 32 个前庭阵发症患者的研究中，MRI 检查发现 95% 的患者被第八对颅神经被血管压迫，其中双侧受压占 42%。在另一项研究中，有 20 例前庭阵发症患者，所有患者的第八对颅神经均存在神经血管压迫，但在无症状的 20 人对照组中，有 7 人存在神经血管压迫。上诉两项研究提示，MRI 诊断前庭阵发症的敏感性是 100%，但特异性仅为 65%。小规模病例研究显示，小脑前下动脉压迫占 75%，小脑后下动脉压迫占 5%，椎动脉压迫和静脉压迫各占 10%。

具有脑干 CISS/FIESTA 序列的高分辨率 MRI 较 1.5 T 和 3.0 T MRI 检查结果，更支持前庭阵发症的诊断。

三、巴拉尼协会发布的前庭阵发症的诊断标准

1. 肯定的前庭阵发症（下述每条都需要满足）

（1）至少有 10 次自发的旋转或非旋转性眩晕发作。

（2）发作持续时间 <1 min。

（3）症状刻板。

（4）卡马西平/奥卡西平治疗有效。

（5）不能用其他诊断良好解释。

2．可能的前庭阵发症（下述每条都需要满足）

（1）至少有 5 次旋转或非旋转性眩晕发作。

（2）发作持续时间 < 5 min。

（3）自发或由一定头位触发。

（4）症状刻板。

（5）不能用其他诊断良好解释。

3．肯定的前庭阵发症与可能的前庭阵发症诊断标准的区别

（1）关于发作次数，肯定的 VP 诊断发作次数必须达到 10 次，可能的 VP 诊断只需要 5 次发作。

（2）关于发作条件，肯定的前庭阵发症必须是自发发作，可能的前庭阵发症可以是自发发作或触发发作，触发发作的因素有左或右转头、过度换气。

（3）关于发作持续时间，肯定的 VP 发作时间必须 < 1 min，可能的 VP 的发作时间 < 5 min 即可。

四、巴拉尼协会前庭阵发症诊断标准文件中关于该病的鉴别诊断

前庭阵发症的特点是反复出现的眩晕发作、发作持续时间短暂、发作频繁、卡马西平和奥卡西平治疗有效。由于它的独特性，需要鉴别的疾病不是很多。

1．梅尼埃病

该病的时程为 20 min ~ 12 h。并且有低中频感音性听力丧失（ > 30 dB， < 2000 Hz）。根据这两点与梅尼埃病鉴别。

2．Tumarkin 耳石危象（前庭跌倒发作）

这种突然性跌倒通常不伴眩晕，而且多在已知患有梅尼埃病的患者身上出现。该病只在站立位时出现，而前庭阵发症可以在任何体位下发作。

3．脑干中风或脱髓鞘后出现的阵发性眩晕

脑干的这两种疾病引起的眩晕（又称脑干性阵发性眩晕）与前庭阵发症鉴别有一定困难，因为使用卡马西平和奥卡西平治疗也能减轻眩晕。有人发现，脑干出现的多发性硬化斑或腔隙性梗死灶，也能导致病灶相邻的传导纤维发生假性突触放电，产生眩晕。二者鉴别主要靠 MRI 检查。脑干 MRI 薄层扫描，能鉴别出脑干病变引起的眩晕。

4. 前庭性偏头痛

前庭性偏头痛在发作期对对运动敏感，头位或体位变动也可以引起短暂眩晕，但该病时程是 5 min ~ 72 h，既往或目前有偏头痛史，多数发作伴有偏头痛其他症状。根据该病发作时间相对长、偏头痛史和偏头痛表现症状，可以与前庭阵发症鉴别。

5. 椎基底动脉短暂缺血发作引起的孤立性眩晕

主要根据眩晕孤立发作的特点与前庭阵发症鉴别。

6. 惊恐发作

惊恐发作 DSM-5 诊断标准包括：不连续的恐惧或不舒服时程，具有 4 项突然出现并数分钟内达高峰的下列症状：感觉头晕，不稳，头轻或虚脱，恶心或腹部疼痛，心悸或心跳逐渐加快，出汗，颤抖，气短，感觉窒息，胸痛或不适，脱离现实感或失去人格感，失去控制或精神错乱，濒死感，感觉异常，寒冷或潮热。

惊恐发作的持续时间通常比前庭阵发症发作时间长。询问患者症状的出现顺序，有助于与前庭阵发症鉴别。

7. 外淋巴瘘和上半规管裂

外淋巴瘘的核心症状是压力变化引起的眩晕发作，如咳嗽、加压、擤鼻涕、飞机起飞或周围有大的声响均可引起，伴有周围环境运动幻觉（视觉振荡），并且姿势或步态不稳，可伴或不伴听力异常。发作时长可持续数秒至数天，也可在头位变动（如过屈）或在登山、飞行等改变高度的过程中出现。根据外淋巴瘘眩晕诱发条件的多元性，可与前庭阵发症鉴别。

8. 发作性共济失调

发作性共济失调 2 型：发作持续时间变化大，从数分钟到数小时，并且 90% 患者有小脑体征，特别是有凝视诱发的向下的眼震，通常在 20 岁以后发病。根据发作持续时间、小脑体征及凝视诱发的向下眼震与前庭阵发症鉴别。

更罕见的发作性共济失调 1 型是另一个需要鉴别的诊断。其特点是突然改变姿势、情绪变化、前庭受刺激触发的共济失调发作、头晕、视觉模糊。可反复发作，持续数分钟。这些患者通常有神经性肌强直。根据该病触发因素的多元性和伴随的肌肉强直可与前庭阵发症鉴别。

9. 具有前庭先兆的癫痫

前庭先兆可以表现为短暂的眩晕和眼震发作。若前庭先兆伴有额外症状，即形成非孤立性前庭先兆，非孤立性前庭先兆远远多于孤立性前庭先兆。孤立性前庭先兆很罕见。前庭先兆主要见于颞叶癫痫。孤立性前庭先兆通常持续数秒，较长时间的前庭先兆也有报道。主要根据脑电图和神经影像与前庭阵发症作鉴别。

10. 其他需要鉴别的诊断

其他需要鉴别的诊断是那些在一定姿势下诱发的反复发作的眩晕，包括 BPPV、中枢性位置性眩晕/眼震（central paroxysmal positional vertigo/nystagmus，CPPV/N）、旋转性椎动脉闭塞综合征（rotational vertebral artery occlusion syndrome，RVAOS）、直立性低血压。BPPV 的发作是由头或身体相对于重力变化引起的，症状能由诊断性手法诱发出来。如果诊断性位置性试验阴性，要考虑前庭阵发症。对于中枢性位置性/变位性眩晕或眼震，变位手法在不同的头位下均能诱发出相似的眼震。对于 RVAOS，左或右转头能诱发眩晕发作，但 DSA 检查阳性，才能下诊断。对于直立性低血压者，站起是才会出现症状，也可出现眩晕和向下的眼震，诊断的关键是测量卧位和立位血压。

五、巴拉尼协会前庭阵发症诊断标准文件中关于该病的治疗

1. 药物治疗

试验性低剂量卡马西平（每天 200～800 mg）或奥卡西平（每天 300～900 mg）通常有效。阳性反应支持诊断。对于确定诊断需要的精准剂量还需要进一步研究。一项包括 32 个患者、为时 3 年的疗程研究显示，在服用上述两药的前提下，前庭阵发症发作频率下降 10%，发作的强度和持续时间也下降。对于不能耐受上述药物的患者，可以用其他钠通道阻断剂替代，如苯妥英钠或丙戊酸钠，然而关于苯妥英钠和丙戊酸钠目前尚无研究资料可供借鉴。

2. 手术治疗

尽管一些报道认为手术治疗前庭阵发症能部分获得成功，但是微血管减压手术还应慎重。该项手术只适合于不能耐受上述药物治疗的前庭阵发症患者。因为在手术过程中或手术后有导致血管痉挛进而引起脑干梗死的风险。

≫≫ 参 考 文 献 ≪≪

[1] BRANDT T, STRUPP M, DIETERICH M. Vestibular paroxysmia: a treatable neurovascular cross-compression syndrome [J]. J Neurology, 2016, 263: 90 - 96.

[2] HALLER S, ETIENNE L, KOVARI E, et al. Imaging of neurovascular compression syndromes: trigeminal neuralgia, hemifacial spasm, vestibular paroxysmia, and glossopharyngeal neuralgia [J]. Am J Neuroradiol, 37: 1384 - 1392.

[3] STRUPP M, LOPEZ-ESCAMEZ J A, KIM J S, et al. Vestibular paroxysmia: diagnostic criteria [J]. J Vestib Res, 2016, 26: 409 - 415.

［4］ MOLLER M B, MOLLER A R, JANNETTA P J, et al. Diagnosisand surgical treatment of disabling positional vertigo ［J］. J Neurosurg, 1986, 64: 21 – 28.

［5］ BRANDT T, DIETERICH M. Vestibular paroxysmia: Vascularcompression of the eighth nerve? ［J］. Lancet, 1994, 343: 798 – 799.

［6］ HUFNER K, BARRESI D, GLASER M, et al. Vestibular paroxysmia ［J］. Neurology, 2008, 71: 1006 – 1014.

［7］ 姜树军, 单希征. 头晕眩晕的临床研究热点 ［J］. 武警医学, 2016, 27: 1081 – 1084.

［8］ BISDORFF A R, STAAB J P, NEWMAN-TOKER D E. Overview of the international classification of vestibular disorders ［J］. Neuro Clin, 2015, 33: 541 – 550.

［9］ BISDORFF A R, VON BREVERN M, LEMPERT T, et al. Classification of vestibular symptoms: Towards an international classification of vestibular disorders ［J］. J Vestib Res, 2009, 19(1/2): 1 – 13.

［10］ 姜树军, 单希征. 巴拉尼协会前庭阵发症诊断标准解读 ［J］. 北京医学, 2017, 39(8): 847 – 849.

第五节　巴拉尼协会《持续性姿势－感知性头晕诊断标准》解读

持续性姿势－感知性头晕（persistent postural-perceptual dizziness, PPPD）是一种慢性前庭功能障碍性疾病。为了更好地理解 PPPD, 有必要提及美国梅奥诊所头颈外科－耳鼻喉－精神心理科的 Staab 教授, 2004 年 Staab 及其同事提出了慢性主观性头晕（chronic subjective dizziness, CSD）的概念, 在 2004 年至 2016 年间, CSD 是精神心理性头晕的主要病种, 在头晕领域占据重要地位。2015 年 Staab 及同事在发表的文章中首次用 PPPD 取代 CSD。2017 年 10 月巴拉尼协会发布 PPPD 诊断标准, Staab 是第一作者。下面介绍巴拉尼协会 PPPD 的诊断标准及相关概念、病理机制、临床过程、流行病学等情况。

一、PPPD 的前身疾病

PPPD 的前身疾病有 4 个: 恐惧性姿势性眩晕（phobic postural vertigo, PPV）、空间运动不适综合征（space motion discomfort, SMD）、视觉性眩晕（visual vertigo, VV）和慢性主观性头晕（chronic subjectivedizziness, CSD）。

PPV 由德国慕尼黑大学医院的神经内科眩晕及平衡失调中心的 Brandt 和 Dieterich 在 1986 年提出, 其特点是直立及行走时头晕及不稳, 伴有轻中度焦虑和抑郁, 并有强迫人格特征。

SMD 由美国匹茨堡大学精神科的 Jacob 及其同事在 1989 年提出, 该综合征的特征是空间定向不适和对运动刺激感觉增强。在视觉刺激丰富的环境中（如在超市的过道中或骑自行车）及在静止状态下看移动的景物，会出现症状。

VV 由英国伦敦帝国大学神经耳科的 Bronstein 于 1995 年提出。在周围及中枢前庭急性病变之后，该病患者在复杂视觉刺激或移动视觉刺激环境中，会出现不稳或头晕。患者急性前庭病变似乎可以恢复，但视觉性眩晕通常持续存在。引发视觉性眩晕的视觉刺激和环境也能诱发出 SMD。巴拉尼协会前庭国际分类委员会将视觉性眩晕改名为视觉诱发性头晕（VID）。

CSD 由美国梅奥诊所头颈外科 - 耳鼻喉 - 精神心理科的 Staab 及同事于 2004 年提出。CSD 的定义是持续性非旋转性头晕或不稳，对运动或环境运动高度敏感，完成任务时需要准确的视觉聚焦。2007 年他们对 CSD 又做了进一步阐述。CSD 与 PPV 有许多相似之处，但 CSD 更强调躯体症状而非心理症状。

而 PPV、SMD、VV 和 CSD 的祖先是 1870 年三位德国内科医生描述的一种综合征：在运动丰富的环境中患者会出现头晕和不适，伴有自主神经症状、焦虑，并且患者会躲避上述触发症状的环境。

PPV、SMD、VV、和 CSD 的四位首次命名者都是 2017 年巴拉尼 PPPD 诊断标准文稿的作者。

二、PPPD 诊断标准的出台过程

2010 年，巴拉尼前庭异常分类委员会成立了行为委员会，对会引起或加重前庭异常的原发性或继发性精神疾病进行了鉴定，同时回顾了关于 PPV、SMD、VV 和 CSD 特征的证据。行为委员会成员包括耳科专家、神经科专家、身心医学专家、精神科专家，成员来自亚洲、欧洲、北美。

各位委员经过深思熟虑，形成共识：PPV、SMD、VV 及 CSD 均包括一组核心躯体症状，能代表一个明确的前庭异常综合征。委员会于 2012 年写出该种前庭异常综合征草案。经过在巴拉尼协会大会上数次讨论，反复修改，最后确定该综合征名称为持续性姿势 - 感觉性头晕。这一命名反映出该综合征的主要诊断标准：持续性非眩晕性头晕、不稳和非旋转性眩晕，可因采用直立姿势和对空间运动刺激感知敏感而症状加重。巴拉尼协会已经准备了 100 字的定义，准备提交给 WHO，以便在第 11 版国际疾病分类（ICD-11）中更新前庭疾病章节。

三、PPPD 诊断标准

PPPD 是一种慢性前庭功能失调，如果诊断该病，下列 5 条标准必须全部满足。

（1）在 3 个月或以上的大部分天数内，出现头晕、不稳或非旋转性眩晕中的一种或多种。①每次发作症状持续数小时，程度可逐渐加重或逐渐减轻。②不需要症状在一整天内连续存在。

（2）每次持续性症状出现没有特异触发因素，但下列三种因素可使其加重。①直立姿势。②无论何种方向及位置的主动或被动运动。③暴露于移动的视觉刺激或复杂的视觉环境。

（3）这种失调由引起眩晕、不稳、头晕或平衡失调的下列疾病引起：急性、发作性或慢性前庭综合征，其他神经系统疾病或内科疾病，心理性焦虑。①当触发疾病为急性或发作性疾病时，症状出现形式与标准（1）叙述一致。当触发疾病已经缓解后，症状首先间歇出现，以后固定成持续性病程。②当触发疾病为慢性综合征时，症状开始缓慢出现然后逐渐加重。

（4）症状引起显著的焦虑或功能障碍。

（5）症状不能由其他疾病或失调解释。

四、对 PPPD 诊断标准具体内容的解读

1. 对标准（1）的解读

（1）PPPD 的"头晕"是非运动性的，患者描述成朦胧、不清晰、头发胀、头沉、头昏，或者描述成空间感觉不灵敏，视觉聚焦不清晰。

（2）PPPD 的"不稳"是这样一种感觉：当患者站立时有摇晃的感觉，或走路时有从一侧到另一侧的转换方向的感觉，没有固定的倾斜方向。

（3）PPPD 的"非旋转性眩晕"包含摇晃、跳跃、反弹、上下跳动的感觉，患者描述是头内部或身体内部运动感觉，或者是环境运动感觉。

（4）30 天中至少 15 天出现上述症状。大多数患者几乎天天有症状。在一天内随着时间延长症状加重。

（5）可以出现短暂的症状加重并伴随运动感，但这种突然加重仅持续数秒，并不在每个患者身上都出现。单独的短暂加重不符合这个标准。

（6）一旦这种失调完全出现后，不需要再暴露于触发疾病，即可出现持续症状。

2. 对标准（2）的解读

诊断标准（2）中的 3 项加重因素必须能够询问出来。

（1）"直立姿势"的含义是站立或走，但有些患者坐起时也出现症状。绝大多数 PPPD 患者报告站立或行走较坐或躺症状严重。对姿势变化特别敏感的患者，坐起过程中及坐在无靠背的椅子上后倾，会使症状加重。当躺下时，患者可以不完全缓解，但躺下姿势使得症状最轻。如果扶着固定的物体、使用助步器或扶着别人，站立带来的不良

反应可以减小。患者不需要紧紧抓住物体，只要轻轻地扶着支持物即可，用于稳定躯体传入。

（2）"主动运动"指患者自己产生的运动，"被动运动"指患者乘电梯、骑车等。任何方向或位置的运动都可加重症状。绝大多数患者发现主动及被动运动导致症状加重的程度与运动强度呈正比。无论是主动还是被动运动，运动的速度、持续时间和反复次数尤为重要。长时间反复性高速度运动具有刺激性。患者对强度较弱的运动的反应各不相同。直立姿势时，绝大多数患者觉得静止不动最好，也有些患者说走路或骑自行车较静止站立时症状轻。

（3）加重症状的"视觉刺激"可以是移动的，也可以是静止的。可以是视觉环境中的大物体刺激，如过往的车辆，地面或墙壁上混乱的图案，大屏幕上的影像；也可以是小物体刺激，如书、电脑、手机等。小的视靶（如书、手机）在近距离也能引起症状。需要精准视觉聚焦的操作，如用电脑、看电视也能加重症状，即使患者坐着做这些事也能加重症状。视觉环境中包含满视野的物体流动（如看到高速路上的车辆通行、大群人拥挤）或视觉环境中包含大的复杂形式刺激（如地毯的展开、大的储物间展示），又或视觉环境是宽阔而空旷的空间，参照物遥远或不清晰（如大块土地、大仓库、大厅），也会使症状更为加重。暴露于满视野的视觉刺激，即使是短暂暴露，也可使症状加重数小时。

3. 对标准（3）的解读

常见的触发疾病是周围或中枢性前庭失调（25%~30%）、前庭性偏头痛发作（15%~20%）、表现为头晕的惊恐或焦虑发作（15%），脑挫伤或颈挥鞭样损伤（10%~15%）、自主神经疾病（7%）。其他能产生头晕或改变平衡功能的疾病，如心律失常和药物不良反应，占比较少（3%）。在 PPPD 之前出现的疾病绝大多数是急性的或发作性的。然而也有慢性触发疾病，如全面性焦虑、自主神经疾病、周围或中枢性退行性病变，起病往往是隐匿的。在这种情况下，患者很少能说出明确的起病情况。当一个特异性触发疾病不能被确定，尤其是症状仍逐渐加重时，应对 PPPD 诊断重新评估，并且需要观察一段时间才能确定是否是 PPPD。

4. 对标准（5）的解读

如果存在其他疾病的证据，不是不能诊断 PPPD。PPPD 可以与其他疾病共存。只是需要把前庭症状最恰当地归因于已经确定的疾病。

五、PPPD 的临床过程

绝大部分病例，当急性眩晕症状消退后，特征性慢性的 PPPD 症状产生了。患者没有经历无症状期。有些病例 PPPD 出现不流畅，患者可以经历 PPPD 样症状，持续数天到数周，直到最后形成固定的持续病程。如果触发疾病持续短暂、反复发作（如 BPPV、偏头痛、惊恐发作），PPPD 出现往往不流畅。少见的情况是 PPPD 逐渐起病。如果触发因素是慢性的，如全面焦虑、自主神经障碍、前庭周围器官或小脑退行性变，PPPD 可以缓慢发生。开始不容易察觉，以后缓慢加重。不是所有的 PPPD 患者的触发疾病都能被确定，尤其是在病程长、早期症状描述不清情况下。然而绝大部分患者都能描述出最开始的急性、亚急性或不流畅的疾病发生情况。如果患者有缓慢的慢性前庭症状或不稳加重病史，但没有明确的起病点，尤其没有全面焦虑或自主神经症状，诊断为 PPPD 的可能性较小。这时需要进一步观察数月，筛查其他疾病，尤其是缓慢出现的退行性疾病。

六、PPPD 的性质

巴拉尼协会明确认为 PPPD 是功能性疾病。在这里功能性疾病被认为是器官的活动方式改变，这个含义与 19 世纪早期功能性疾病一词刚诞生时的含义一致，与结构或细胞缺陷无关。明显区别于精神疾病。"功能性"不是"心理的"或"躯体化"的同义词，因此不代表患者有心因性病理异常的可能性。PPV、VV、SMD 及 CSD 的研究确定了一些前庭及平衡机制功能变化。另外的研究将它们与原发性精神疾病区分开来，但可以共存。这些发现适用于 PPPD，提示 PPPD 是功能性的前庭疾病，而不是结构性或精神性前庭疾病。

七、PPPD 的可能病理过程

1. 可能的危险因素

PPV 往往有强迫人格特征，CSD 有焦虑人格特征。如果一个人抗挫能力大、乐观，在急性前庭综合征后，发生持续性头晕的危险减小。提示焦虑人格是 PPPD 的危险因素。

2. 初始反应

三项前瞻性研究发现急性前庭神经元炎或 BPPV 发生后，对头晕的高度焦虑，预示持续性头晕将在 3~12 个月之后出现。这些初始的心理反应对将来的影响，远远大于患者初始的触发疾病导致的周围前庭功能改变和前庭眼反射状态改变对将来的影响。CSD 患者经过 8 周行为认知治疗，头晕显著减轻。这些资料提示初始的焦虑反应是发生 PPPD 的初始病理过程。

3. 可能的姿势控制改变

几项研究显示 PPV 患者姿势控制特点改变，表现为总是纠正姿势，站立时下肢肌肉收缩，身体摇晃幅度变小。一项 CSD 研究也有相似的结果。正常人只是在遇到平衡难度大的挑战任务时，如站在高处，才采用这种姿势控制策略。PPV 患者在很容易完成的平衡任务时就采用这种姿势，可能是调整姿势的阈值降低。提示 PPPD 患者的姿势控制策略也发生同样的改变。

4. 可能与视觉依赖相关

VV 患者在复杂的视觉环境中走路头晕加重、摇晃幅度加大，可能是因为对视觉依赖程度增大。提示 PPPD 患者对视觉依赖加大。

5. 脑区活动改变

CSD 患者脑功能 MRI 显示，刺激在顶岛叶前庭皮层、前岛叶、齿状核下部、海马和前扣带回引起的反应较正常人减弱。提示 PPPD 患者脑内可能也有同样改变。

八、流行病学

PPPD 尚无流行病学研究资料，但它的流行率可由 PPV、VV、CSD 及急性前庭病变之后的慢性头晕的发病率来推测。

1. PPPD 的流行率估计

在老年诊所以前庭症状就诊的患者中 PPV 和 CSD 的流行率为 15%～20%，在年轻成年人中占第一位，在所有成年人中占第二位，仅次于 PPPV。平均病程为 4.5 年，最长达数十年。患者的失能程度不同，轻者只是对日常生活功能有少数限制，重者不能工作。PPV、CSD 及 PPD 的平均起病年龄为 45 岁左右，青少年到中老年均可发病。有报道显示女性的 PPPD 发病率较高。

2. PPPD 的发病率估计

PPPD 发病率的估计方法是在急性或阵发性前庭疾病之后，如在前庭神经元炎、BPPV、前庭性偏头痛和梅尼埃病之后，看有多少人出现 PPPD 症状。调查发现在上述急性疾病之后 3～12 个月，慢性头晕或持续性 VV 的发病率为 25%。这一结果提示，在急性或阵发性前庭疾病之后，PPPD 有较高的发病率。回顾性研究显示 CSD 无论由焦虑触发还是由急性前庭疾病触发，病程和对治疗的反应都相同，提示 PPPD 的临床病程不会因为触发因素的不同而有大的不同。随访研究显示，仅有少数 PPV 患者经历自发性症状缓解。大多数患者都有逐渐增强和逐渐减弱病程，3/4 病例与焦虑抑郁共存。因此绝大多数患者无论触发因素是什么，如果不经治疗，症状都会保留。

人群中 PPPD 的流行率和发病率还不清楚，因为 PPV、SMD、VV 和 CSD 也无这类研究。

九、目前尚未解决的问题

PPV、SMD、VV、CSD 的共性和 1870 年三位德国医生描述的综合征形成了 PPPD 诊断标准的基础。然而这不意味着 PPPD 就一定是一个单一疾病实体。目前还有两个重要问题没有得到解答。

1. PPPD 是只有一个病理过程，还是有多种病理过程，最后产生了相似的症候？

PPV、SMD、VV 和 CSD 的触发因素跨度大，包括神经-耳科、其他内科、心理疾病。尚不清楚这些疾病是否通过一种病理机制产生了一个综合征，或通过不同的机制最后经过一个共同通路产生症状，并且对加重的因素敏感。前一种机制与创伤后应激疾病相似，创伤种类不同，但产生一组症状，并且能被内外因素加重。后一种机制与高血压形成相似。

目前能认识到的是，前庭触发疾病加人格特征或已经存在的焦虑，可以产生前庭功能改变，导致 PPPD。

2. PPPD 是否存在亚型？

PPV、SMD、VV 和 CSD 可能是 PPPD 的亚型，不过尚不能确定。PPV、SMD、VV 和 CSD 作为索引词，仍保留在 ICD-11 文件中。

》》 参 考 文 献 《《

[1] STAAB J P, ECKHARDT-HENN A, HORII A, et al. Diagnostic criteria for persistent postural-perceptual dizziness (PPPD): Consensus document of the committee for the Classification of Vestibular Disorders of the Bárány Society [J]. J Vestib Res, 2017, 27(4): 191-208.

[2] STAAB J P, RUCKENSTEIN M J, AMSTERDAM J D. A prospective trial of sertraline for chronic subjective dizziness [J]. Laryngoscope, 2004, 114(9): 1637-1641.

[3] 姜树军, 单希征. 头晕眩晕临床研究热点 [J]. 武警医学, 2016, 27(11): 1081-1084.

[4] THOMPSON K J, GOETTINGJ C, STAAB J P, et al. Retrospective review and telephone follow-up to evaluate a physical therapy protocol for treating persistent postural-perceptual dizziness: a pilot study [J]. J Vestib Res 2015, 25(2): 97-104.

[5] 姜树军, 单希征. 巴拉尼协会持续性姿势-感知性头晕诊断标准解读 [J]. 北京医学, 2018, 40(1): 1-4.

第六节　巴拉尼协会《双侧前庭病诊断标准》解读

近年来巴拉尼协会前庭疾病分类委员会先后发表前庭国际症状分类、前庭性偏头痛诊断标准、梅尼埃病诊断标准、BPPV 诊断标准、前庭阵发症诊断标准、PPPD 诊断标准。2017 年 8 月巴拉尼协会前庭疾病委员会发布双侧前庭功能障碍诊断标准。双侧前庭功能障碍（bilateral vestibulopathy，BVP）是一个慢性前庭综合征，其特点是行走或站立过程中出现不稳，在黑暗环境中或地面不平时或头动时不稳加重。巴拉尼协会发布的 BVP 诊断标准共有 8 位作者，神经内科专家占 5 席，分列第 1、第 2、第 4、第 5、第 6 位，耳鼻科专家占 3 席，分列第 3、第 7、第 8 位。从作者专业分布来看，BVP 是属于神经内科和耳鼻喉科的共病。

一、引言

双侧前庭功障碍始于对聋哑患者的研究，1882 年 James 报道聋哑患者有头晕的感觉。1907 年巴拉尼在聋哑患者身上发现双侧前庭温度反应下降。1941 年 Dandy 报道双侧前庭切除的梅尼埃病患者出现视振荡和姿势不稳，视剥夺后加重。1965 年 Bender 发现运动诱发的视振荡是双侧前庭功能下降的常见症状。1989 年 Baloh 等提出特发性双侧前庭功障碍概念（iBVP）：患者表现为不稳和视振荡，在黑暗处加重，不伴有听力丧失和其他神经系统症状。2005 年 Brandt 等发现 BVP 有空间记忆障碍和海马萎缩，并被 MRI 研究证实。2009 年 Fujimoto 等报道 BVP 存在一个亚型，该亚型 VEMP 异常，而温度试验正常。后来有大量报道提出，BVP 可与小脑功障碍同时存在。经过审查上述报道，发现以下共性。

（1）突出症状是姿势失衡和步态不稳，黑暗环境和地面不平时加重；头或身体运动诱发视振荡，有些患者行走时更显著，尤其在足跟接触地面时视振荡更显著，从而产生头部高频摆动。

（2）头脉冲试验（head impulse test，HIT）能揭示双侧前庭 – 眼反射缺陷。但 HIT 有其局限性，VOR 增益 <0.4 时才可信。如果有小脑病变，VOR 结果解释困难。

（3）双温试验和（或）视频头脉冲试验（video head impulse test，vHIT）能诊断双侧前庭功能缺陷，现在也常使用转椅试验。

（4）动态视敏锐度是一个补充性测试。

（5）BVP 患者发病的原因，通常不清楚。但在已知的原因中最常见的原因有：使用耳毒性药物、双侧梅尼埃病、脑膜炎、基因变异、与小脑疾病相关联。

基于上述共性，巴拉尼协会于 2017 年出台了 BVP 诊断标准。

二、巴拉尼协会 2017 年确定的 BVP 诊断标准

（1）具有下述症状。①行走或站立过程中出现不稳，并至少加上②或③一项。②在行走或身体快速移动过程中出现由运动诱发的视觉混乱或视振荡。③黑暗环境或地面不平时上述不稳加重。

（2）静止状态下躺或坐无症状。

（3）下述方式记录到 VOR 功能下降或缺失。①vHIT 或磁场巩膜搜索线圈技术测得双侧 VOR 水平增益 <0.6。②温度试验反应减弱（每一侧双温试验眼震高峰慢相速度之和 <6°/s）。③正弦摆动转椅试验（0.1 Hz，Vmax = 50°/s）水平增益 <0.1，相位超前 >68°（连续时间 <5 s）。

（4）不能用另一个疾病更好地解释。

三、巴拉尼协会 2017 年可能的 BVP 诊断标准

（1）具有下述症状。①行走或站立过程中出现不稳，并至少加上②或③一项。②在行走或身体快速移动过程中出现由运动诱发的视觉混乱或视振荡。③黑暗环境或地面不平时上述不稳加重。

（2）静止状态下躺或坐无症状。

（3）vHIT 显示双侧水平半规管病变。

（4）不能用另一个疾病很好解释。

四、流行病学及自然病程

美国 2008 年资料显示，在成年人群中，每 10 万人中就有 28 人患 BVP。综合各种报道，估计 BVP 的发生率为 4%~7%。依据病因不同，青年到老年均有发病。获得性 BVP 的平均发病年龄为 50~60 岁。

约 60% 患者缓慢起病，逐渐进展。40% 的患者病程中有发作性头晕，逐渐导致双侧前庭功能丧失，具体情况取决于病因。一些患者在反复出现旋转性眩晕后，出现进展性病程，此种病程应考虑自身免疫性疾病、血管性疾病或罕见的感染。90% BVP 患者的健康生活质量受到影响。随访发现随着时间延长病情轻微加重。

五、病理生理及病因

双侧周围前庭传入冲动障碍或丧失，引起前庭眼反射、前庭脊髓反射、定向、导航

和空间记忆缺陷：①由于 aVOR 增益减少，头在加速运动中视觉影像不能稳定在视网膜上，引发视振荡和动态视敏锐度下降。②由于前庭脊髓反射不充分，站立过程中及运动过程中平衡发生障碍，尤其在不平地面行走本体觉被干扰和在黑暗中行走视觉被剥夺的情况下，平衡障碍更重。③在视觉和本体觉缺失的情况下，BVP 患者失去地球重力感觉，空间定向力丧失。④由于海马结构和功能改变，学习空间操作速度变慢。

BVP 有一系列病因，30% 有明确病因，其余 70% 找不到明确病因，被认为是特发性的或退行性的。在可确定的病因中，最常见的三大病因是：耳毒性药物中毒占 13%（链霉素、其他耳毒性抗生素、化疗药物、袢利尿剂、大剂量的阿司匹林或苯乙烯类药物）、双侧梅尼埃病占 7%、脑膜炎占 5%。排在后面的病因有：①肿瘤，如双侧前庭神经施万细胞瘤、脑膜癌侵犯颅底；②自身免疫性疾病，如耳蜗前庭综合征（科干综合征）、神经系统肉芽肿、白塞氏病、脑血管炎、系统性红斑狼疮、韦格纳肉芽肿病；③罕见的原因，如双侧前庭振荡或表面铁沉积。一些 BVP 患者伴有向下眼震小脑体综合征，可能是由于神经退行性变影响前庭神经节和小脑，通常以小脑性共济失调、周围神经和前庭反射丧失综合征（CANVAS）形式出现。BVP 以共病形式出现的比例是 10%~20%。巴拉尼 BVP 关于共病的认识，超越了以前的特发性双侧前庭功能障碍的定义内容。

推测 BVP 有易感基因，但目前尚不十分清楚。

儿童 BVP 的原因有先天颅底畸形、胚胎期病毒感染（如风疹病毒）或细菌性脑膜炎等。

六、床旁检查

1. 床旁 HIT

HIT 是检查高频 VOR 功能的简易测试法。检查者使受试者头部小幅加速旋转，受试者双眼盯住检查者鼻部。头部旋转后出现纠正性扫视（捕捉扫视）提示 VOR 障碍。尽管 HIT 可以用于诊断 BVP，但床旁 HIT 有可能忽略掉患者隐秘的捕捉扫视。有证据表明，患者出现严重的 VOR 缺陷（增益 < 0.4），床旁 HIT 才可信赖。在此次的巴拉尼 BVP 诊断标准中，需要使用 vHIT。床旁 HIT，是为进一步进行 vHIT 检查提供线索。

2. 动态视敏锐度测试

检查者在水平面快速摇动受试者头（摇动幅度为 10°~15°，频率为 2 Hz）。视力下降提示 VOR 障碍，视力下降幅度 ≥0.2 LogMAR 属于病理性。床旁动态视敏锐度检查的意义是为进一步检查提供依据。

3. Romberg 试验

让受试者站在地面上，双脚并拢。尽管睁眼时无摇晃，但闭眼时有明显摇晃，提示是病理性的。病理性 Romberg 结果说明身体维持姿势依赖视觉。BVP 患者 Romberg 试验阳性。本体觉丧失患者 Romberg 试验也阳性。Romberg 试验是诊断 BVP 的补充试验。

七、实验室检查

1. 试验中的动态视敏锐度检查

在头运动过程中，视网膜上图像充分稳定，才能保证有好的视敏锐度。BVP 患者运动过程中，视网膜上图像不稳定，所以视敏锐度下降。动态视敏锐度（dynamicvisual acuity，DVA）检查可以揭示患者动态条件下的视敏锐度。DVA 有多种检查途径，在头主动或被动水平及垂直运动时，让患者看视力表或电脑屏幕；以不同速度在跑步机上行走，看视力表。视力下降超过 0.2 logMAR，提示异常。

DVA 检查结果可能出现假阴性。但电脑 DVA 检查的敏感性可达 94.5%，特异性可达 95.2%。DVA 能帮助诊断 BVP，DVA 阴性结果不能除外 BVP，DVA 阳性结果不一定就说明双侧前庭功能下降。DVA 是诊断 BVP 的补充检查项目。

2. 双温试验

双温试验是用于检测水平半规管低频（0～0.01 Hz）部分功能，远远低于头部自然运动频率。双温试验被认为是非生理性前庭测试。双温试验与 HIT、旋转试验的最大区别是单耳受刺激。双温试验是通过对流、非特异温度刺激毛细胞和内淋巴扩张引起前庭反应。

用双温试验诊断 BVP 有许多要求。要使水平半规管垂直于地平面，需要将 Reid 水平面偏离垂直面 20°，而非 30°。刺激间隔应为 5 min。刺激时间 30 s，水量为 200 mL，水温为 30 ℃和 44 ℃。温度差 1 ℃，会产生 14% 的刺激幅度差别。水刺激优于气刺激。不主张使用冰水刺激，因为冰水刺激会产生迟发性自发眼震。双耳不对称在 19% 以内属于正常。一项经常使用的标准是 4 次冷热刺激，结果均小于 20°/s，提示可能存在 BVP。然而由于解剖变异及其他半规管和耳石器未被测试，这一标准仍然会出现假阳性和假阴性。不同试验室的双温试验低限值可以差（20°～25°)/s。每侧耳双温试验反应之和小于 6°/s 被认为是诊断 BVP 的安全指标。双温试验是诊断 BVP 的必要检查项目之一。

3. 转椅试验

转椅试验是检查低中频 VOR，也能提供中枢处理来自于双侧迷路的前庭冲动的情况。转椅试验最大的缺点是当加速度低于 $1000°/s^2$ 时，确定单侧前庭功能下降的敏感性低于 vHIT 和双温试验。由于个体间参数有差异，转椅试验的结果的解释存在困难。但是当患者不能做 vHIT 或双温试验时，正弦摆动转椅是诊断 BVP 的替代手段，是诊断BVP 的必要检查项目之一。

4. 前庭诱发肌源性电位

前庭诱发性肌源性电位（VEMP）能提供关于耳石器的有用信息。气导声波诱发的cVEMP 主要测试球囊功能，骨导振动诱发的 oVEMP 主要测试椭圆囊的功能。一些研究显示，如果 BVP 患者的 cVEMP 值小于正常值或缺失，提示椭圆囊受损。同样 oVEMP 值异常提示椭圆囊受损。然而，有些 BVP 患者 VEMP 保持完整，但半规管功能已经障碍。所以 VEMP 仅仅能为 BVP 诊断提供支持信息。

八、鉴别诊断

诊断 BVP 时需要鉴别的疾病如下。

（1）不伴有 BVP 的小脑性共济失调。

（2）向下眼震综合征。

（3）持续性姿势 - 感知性头晕。

（4）单侧前庭缺陷。

（5）中毒。

（6）前庭抑制药物使用。

（7）直立性震颤。

（8）视觉异常（视振荡为著）。

（9）周围神经病。

（10）运动障碍疾病，如帕金森病、非典型帕金森综合征、多系统萎缩。

（11）正常颅压脑积水导致的中枢性步态异常、额叶步态异常疾病、下身帕金森病、皮层下血管性脑病或多发性硬化。

九、巴拉尼协会本次 BVP 诊断标准的缺陷

（1）关于本综合征的命名，除了 BVP 外，还有人建议用双侧前庭功能低下、双侧前庭周围性功能低下、双侧前庭反射减弱或丧失、双侧前庭缺陷。最后通过投票，选定BVP 这一名称。

（2）最大的挑战是没有一个单独的试验能充分明确前庭器官的完整功能。

（3）可能性 BVP 是为基层诊所提出的工作性诊断名词，基层诊所怀疑该病，但没有双温试验、vHIT、VEMP 等前庭检查设备，则使用该诊断。但最终应到上级医疗机构

进行前庭功能检查，最后确定是否是 BVP。可能性 BVP 名词应尽量少使用。

（4）双侧周围前庭共有 10 个终末器官、4 个耳石器和 3 对半规管，是全部功能下降，还是部分功能下降，尚无法详细明确。

（5）检查 VOR 时，通常假定其神经传导通路全部正常，要知道可能存在神经传导通路异常的可能性。

（6）为了提高 BVP 诊断的彻底性，专家委员会对于 vHIT 和双温试验的结果要求过严。而这两项结果轻度异常也有可能诊断 BVP。

十、规范 BVP 诊断标准的意义

BVP 是慢性病，基本不可能逆转。诊断出该病，对于患者而言，可以了解真实情况，避免不必要的治疗，客观规划人生。对于社会而言，为了维护 BVP 患者的自身安全和社会安全，应制定合理政策，给予合法保障。例如，欧洲一些国家出台交通法规，禁止一些患有头晕疾病者驾驶车辆，BVP 就是其中之一。

≫≫ 参 考 文 献 ≪≪

［1］BISDORFF A, VON BREVERN M, LEMPERT T, et al. Classification of vestibular symptoms: towards aninternational classification of vestibular disorders ［J］. J Vestib Res, 2009, 19(1/2): 1 – 13.

［2］LEMPERT T, OLESEN J, FURMAN J, et al. Vestibular migraine: diagnostic criteria ［J］. Vestib Res, 2012, 22(4): 167 – 172.

［3］LOPEZ-ESCAMEZ J A, CAREY J, CHUNG W H, et al. Diagnostic criteria for Ménière's disease ［J］. J Vestib Res, 2015, 25(2): 1 – 7.

［4］姜树军, 王恩彤, 单希征. 巴拉尼协会良性阵发性位置性眩晕诊断标准解读 ［J］. 北京医学, 2016, 38(8): 847 – 849.

［5］姜树军, 单希征. 巴拉尼协会前庭阵发症诊断标准解读 ［J］. 北京医学, 2017, 39(8): 847 – 849.

［6］姜树军, 单希征. 巴拉尼协会持续性姿势 – 感知性头晕诊断标准解读 ［J］. 北京医学, 2018, 40 (1): 1 – 4.

［7］STRUP P M, KIM J S, MUROFUSHI T, et al. Bilateral vestibulopathy: diagnostic criteriaconsensus document of the classification committee of the Bárány society ［J］. J Vestib Res, 2017, 27(4): 177 – 189.

［8］HUPPER T D, STRAUMAN N D, MAGNUSSON M, et al. Dizziness in Europe: from licensed fitness to drive to licence without fitness to drive ［J］. J Neurol, 2018, 265(Suppl 1): 9 – 17.

［9］姜树军, 彭新, 单希征. 巴拉尼协会双侧前庭神经病诊断标准解读 ［J］. 北京医学, 2018, 40(8): 789 – 791.

第七节 巴拉尼协会《血流动力性直立性头晕/眩晕诊断标准》解读

2016 年，在韩国首尔举行的巴拉尼全体大会上，巴拉尼前庭疾病分类委员会决定启动血流动力性直立性头晕/眩晕（hemodynamic orthostatic dizziness/vertigo，HOD/V）分类工作，并成立了 HOD/V 诊断标准制定专家委员会，开始制定草案，回顾和分析过去 90 年关于 HOD/V、姿势性低血压或心动过速和自主神经疾病性头晕研究文献。专家委员会在 2016—2018 年这段时间里，广泛听取各地专家意见，反复修改诊断标准草案，最后定稿，于 2019 年 3 月 11 日在《前庭研究杂志（电子版）》（*Journal of Vestibular Research*）在线发表《巴拉尼协会血流动力性直立性头晕/眩晕诊断标准》。这个标准的第一作者 Kim Hyun Ah 是韩国启明大学神经内科专家，近年来他率领的团队在交感神经功能异常与头晕/眩晕关系方面做了许多出色工作。该标准的其他作者包括《巴拉尼前庭症状国际分类》第一作者卢森堡神经内科专家 Bisdorff，《巴拉尼持续性姿势 – 感知性头晕诊断标准》第一作者美国梅奥诊所头颈外科 – 耳鼻喉 – 精神心理科专家 Staab，《巴拉尼协会前庭阵发症诊断标准》和《巴拉尼协会双侧前庭病诊断标准》的第一作者德国慕尼黑大学神经内科和德国眩晕和平衡失调中心的 Strupp。HOD/V 诊断标准是国际前庭疾病分类工作的一部分。

一、HOD/V 的制定背景

人们认识到直立能诱发头晕已经近百年。Bradbury 和 Eggleston 首先于 1925 年描述姿势性低血压综合征，他们报道自主神经衰竭患者在站起时出现晕厥前性头晕。直立性头晕/眩晕是指起来过程中出现的头晕/眩晕，特指从坐位到站位，或者从卧位到坐位/站位出现的头晕/眩晕。如果卧位就有头晕/眩晕，就不适合该名词。直立性头晕/眩晕是常见症状，原因也很多。直立性头晕/眩晕常见于直立性低血压（orthostatic hypotension，OH）、姿势性心动过速综合征（postural orthostatic tachycardia syndrome，POTS），也可见于血容量不足、出血、自主神经疾病、双侧前庭病、直立性颤抖、周围神经病、BPPV、PPPD、步态异常、心脏疾病。尽管直立性头晕/眩晕很常见，但每个患者的表现不一样，实验室检查的敏感性和特异性较差。HOD/V 严格限定为坐起或站起时血流动力学改变导致的头晕/眩晕，尚无统一的诊断标准，所以巴拉尼协会决定制定 HOD/V 诊断标准。

二、HOD/V 的诊断标准

1. 明确的 HOD/V 诊断标准

（1）至少出现 1 次起立过程（从躺到坐/站或从坐到站）或站立状态触发的头晕/眩

晕或不稳，坐下或躺下后症状消失。

（2）站立或倾斜试验中记录到 OH、POTS 或晕厥。

（3）不能用其他疾病更好地解释。

以上标准必须都满足。

2. 可能的 HOD/V 诊断标准

（1）至少出现 5 次起立过程（从躺到坐/站或从坐到站）或站立状态触发的头晕/眩晕或不稳，坐下或躺下后症状消失。

（2）至少有 1 项下述伴随症状：全身力弱/疲乏，思考或集中注意力困难，视觉模糊，心动过速/心悸。

（3）不能用其他疾病更好地解释。

以上标准必须都满足。

3. HOD/V 诊断标准中所用术语说明

（1）OH：其定义是站立后或在倾斜试验中 3 min 内，收缩压至少下降 20 mmHg（1 mmHg = 0.133 kPa），舒张压至少下降 10 mmHg。OH 有 3 种亚型：①神经源性 OH，源于交感神经系统儿茶酚胺能衰竭，站立或在倾斜试验中 3 min 内收缩压下降 30 mmHg，舒张压下降 15 mmHg；②迟发性 OH，站立或在倾斜试验中 3 min 之后，收缩压至少下降 20 mmHg，舒张压至少下降 10 mmHg；③初始性 OH，站立后 15 s 内血压出现短暂下降（收缩压下降 > 30 mmHg，舒张压下降 > 15 mmHg），它可能是一种常见的但未获认识的晕厥原因。

（2）POTS：其定义是站立或倾斜试验中 10 min 内，每分钟心率至少增加 30 次，或者心率达到 120 次/min，而不伴 OH。对于 12～19 岁青少年诊断 POTS 要求每分钟心率净增 40 次。

（3）HOD/V 可伴或不伴意识丧失：如果头晕/眩晕立即伴随晕厥，就直接考虑血流动力性原因。晕厥的主要类型有反射性晕厥、OH 导致的晕厥和心源性晕厥。HOD/V 可以是反射性晕厥和 OH 导致的晕厥的前驱症状，也可能是心源性晕厥的前驱症状。但心源性晕厥的前驱症状头晕的出现不一定与体位变化有关。

反射性晕厥是最常见的晕厥，也称迷走性晕厥（神经心源性晕厥），由自主神经反射引起，导致交感血管张力下降和迷走功能增强，血压下降和（或）心率下降，它由长时间站立或特异场景刺激触发（静脉进针或见血）。典型情况下血管迷走晕厥在意识丧失前 60 s 出现前驱症状和体征，如面色苍白、流涎、恶心、腹部不适、呻吟、叹息和过度换气。

（4）伴随症状：可能的 HOD/V 的诊断标准适用于那些站立时发生头晕但无明显 OH

或 POTS 证据的患者。即使对于已经明确了的直立性头晕/眩晕伴 OH 患者，反复进行倾斜试验，再出现 OH 的概率也相对减低。因此，如果记录不到 OH 和 POTS，其他伴随的直立症状对于诊断 HOD/V 也有帮助。除了头晕/眩晕和不稳外，其他伴随的直立性症状中最常见的有力弱、认知障碍和视觉模糊，力弱通常影响下肢，或累及全身；认知困难在老年人中明显，如思考和注意力受干扰；视觉模糊也是常见主诉，偶尔出现管状视野。

三、HOD/V 可能的病理生理机制

1. OH 和 POTS 导致全脑灌注下降

OH 是因为交感神经系统儿茶酚胺衰竭，不能正常介导周围血管收缩。它通常伴有糖尿病性或非糖尿病性自主神经病，以及伴有神经退行性疾病，如帕金森病、原发性自主神经衰竭。然而也有非神经源性 OH，如药物、低血容量、麻醉状态或全身感染引起的 OH（非神经源性 OH）。

OH 导致脑灌注显著降低则发生 HOD/V。脑血流自身调节机制起作用的收缩压范围是 80 ~ 150 mmHg。在此范围内，尽管血压波动，脑血流仍维持恒定。收缩压下降低于 80 mmHg 时，脑血流自身调节机制失效，则发生脑灌注下降。

POTS 是直立耐受不能的常见原因。POTS 好发年龄是 15 ~ 50 岁。女性居多，男女比为 1∶5。POTS 的病理生理是复杂而多因的，POTS 原因可以是循环系统部分去神经支配、低血容量、血液处于周围池、长期卧床。一些 POTS 患者血中抗交感神经节乙酰胆碱受体抗体阳性，提示存在自身免疫性自主周围神经病。过度换气和心理因素也能形成 POTS。

POTS 虽然不伴 OH，但其站立性头晕/眩晕症状与 OH 相似。POTS 导致脑灌注下降和交感神经激活。

《巴拉尼协会血流动力性直立性头晕/眩晕诊断标准》于 2018 年 4 月定稿，投给《前庭研究杂志（电子版）》。投稿 10 个月后（2019 年 2 月 19 日），该标准的第一作者 Kim 及其团队又在《人类神经科学前沿》（*Frontiers in Human Neuroscience*）上发表新的研究工作，他们在倾斜试验中，用近红外线光谱技术监测 OH 和 POTS 患者脑血流量，发现直立时 OH 和 POTS 患者脑血流量下降，平躺后，血流量恢复到原来状态较正常对照滞后。2019 年 3 月，美国德南大学医学中心神经内科专家 Bryarly 等发表 POTS 研究综述，提出 POTS 患者站立时脑血流下降的机制可能是由于过度换气、交感神经激活，或者是血管内皮反应机制起作用。

2. 局部脑血管变异或狭窄

推测 HOD/V 产生眩晕的机制是，在脑灌注下降时，由于小脑和内耳的前庭结构的

血供存在局部血管变异，使双侧小脑和前庭结构血供不对称下降，从而产生眩晕。在局部动脉狭窄存在的前提下，全脑性血流下降时还会产生一过性局灶性缺血发作。尤其是椎动脉或基底动脉尖部显著狭窄，血压小幅下降就能引起头晕或眩晕。严重的 OH 患者出现旋转性眩晕和向下眼震，可能由于小脑低灌注性功能障碍。一些患者出现混合性向下和水平眼震，伴或不伴旋转成分，可能是因为一过性低灌注引起的双侧前庭系统兴奋不对称或绒球失抑制。

3. 站立过程中的心血管自主神经调节

从坐位或卧位站起引起血流重新分布，进入下肢和内脏静脉中血量为 300 ~ 800 mL，这将导致回心血量减少，心脏搏出量下降。为了应对这些变化，心脏和血管交感活动增强，迷走神经活动下降。自主神经的这些变化，使血管张力增加、心率加快和心肌收缩力增加，以稳定动脉血压。在站立时，下肢骨骼肌收缩，以防止下肢静脉池增大，促进静脉血回流心脏。如果自主神经快速调整血压的功能失灵，将会出现头昏、头晕/眩晕，甚至晕厥。

4. 前庭系统在自主神经调节中的作用

前庭系统是自主神经系统活动的一个重要调节单元，并参与姿势相关的血压调节。刺激迷路感受器能改变支配血管收缩的交感神经末梢放电，并改变血管床中的血流量。切除动物的双侧前庭后，进行倾斜试验，发现血压下降，然而这种变化是短暂的。反之，中枢前庭损害能产生永久性姿势－心血管反应调整障碍。尽管去除小脑蚓部不影响血压调节，但同时去除蚓垂及双侧迷路，则在猫头旋转实验中诱发血压下降。给动物去除前庭冲动后，血压调整缺陷存在 1 个月。以上结果提示，前庭周围系统受损后，中枢神经系统的可塑性能使心血管反应能力恢复，这种恢复依赖于小脑蚓垂的整合功能。前庭神经核群的自主神经调节区域位于外侧的前庭神经内核中核和下核的尾端。这些神经核损害，使猫在倾斜实验中的血压快速调整能力永久丧失。延髓吻腹侧在血压控制中起主要作用，刺激这一区域使血压大幅下降，压力感受器传入冲动抑制延髓吻腹侧神经元的活动。切除这一区域的双侧结构或抑制该区域，产生显著的血压下降，与切除颈髓的作用相似，而且去除了压力感受器反射。

5. 前庭功能失调可引起 HOD/V

c-VEMP 缺失者比正常者更易出现 OH，这提示耳石器在心血管自主神经功能中起作用。急性单侧周围前庭病（前庭神经元炎）也能使心血管对姿势变化反应发生障碍，这些患者显现出症状性 POTS 和 OH，然而这些发现仅在急性期明显。Tumarkin 耳石危象发作可伴发晕厥，可能是由于虚假的耳石器传入信息错误地激活了前庭交感反射，导致压力感受器失去作用，产生晕厥，这很像血管迷走性晕厥发作。BPPV 患者尽管耳石颗粒已经成功进行复位，也可出现非特异性头晕，伴随姿势性头昏，尤以站立时明显，耳石复位后的残余症状与 OH 患者报告的直立性头晕相似。BPPV 成功治疗后，残余症状部分与自主交感神经功能障碍有关。完整的耳石系统在站立时能防止血压不稳。前庭系统似乎也参与心率控制。

6. OH 与人孤立性小脑损害相关

31% 的孤立性小脑损害患者有 OH，小脑上半月叶内侧和扁桃体受累更容易引起OH，最主要的形式是起立后出现短暂性 OH。

四、HOD/V 的部分鉴别诊断

1. 原发性直立性震颤

该病的特征是站立后承受重量时腿或手出现高频震颤（14～18 Hz），导致不稳。根据功能影像资料推测，该病机制是脑桥－小脑－丘脑原发性运动皮层病理性激活。HOD/V 可以和 POTS 并存，两种综合征都能引起站立不稳。然而，原发性直立性震颤患者坐下或走路，症状立即改善，所以患者强烈躲避静止站立。根据重心平衡描记图和肌电图能迅速诊断原发性直立性震颤。

2. 步态异常疾病

HOD/V 是步态和平衡问题的常见原因，并且是跌倒的主要原因，尤其是老年人。HOD/V 患者可能走路时左右摇摆，检查时他们可能显示出谨慎步态，这些变化与平衡信息不足相关。突然起立触发头昏，坐下后立即缓解，可帮助确定 HOD/V。而帕金森步态或小脑共济失调可能合并存在 HOD/V，帕金森病和多系统萎缩是神经源性 OH 的主要原因，小血管白质疾病也是步态异常和老年人直立性头晕的常见原因。

3. 心脏问题引起的头晕/眩晕

在心血管问题引起的头晕患者中，一半有眩晕，而且眩晕还可以是孤立性的。约10% 的心肌梗死患者，出现头晕，并且可能是主要症状。在这种情况下头晕和眩晕是血流动力性的，不需要坐起或站起就有头晕发作。心脏问题引起的头晕/眩晕可在用力时或平躺时出现。心悸、胸前区不适及窒息可以伴随存在。患者往往有年轻时猝死、结构性心脏病、冠脉疾病或心律失常的家族史。

五、HOD/V 的流行病学

目前尚无直接的 HOD/V 流行病学资料。几项社区调查显示，60 岁以上人群直立性头晕流行率为 2%~30% 。在一项涵盖各年龄段的人口调查显示，1 年的流行率为 10.9% ，终生流行率为 12.5% 。少数几项研究显示，直立性头晕伴 OH 在 65 岁以上人群中的流行率为 2%~20% 。在一项大的人口基数研究中，20 岁以上的成年人进行站立试验，观察直立性头晕发生率，发现直立性头晕的流行率为 4.8% 。然而在这些研究中，症状的性质（是头晕还是眩晕）未被明确。

在一项包含 90 例肯定的 OH 患者的倾斜试验研究中，88% 的患者出现直立性头晕，37% 的患者也有直立性眩晕。倾斜试验显示，直立性眩晕在血管迷走性（神经心源性）晕厥的出现率为 47% ，直立性头晕出现率为 29% 。另一项研究显示，OH 患者在倾斜试验中旋转性眩晕伴眼震出现率为 30% 。

六、小结

这篇文章呈现的血流动力性直立性头晕/眩晕（HOD/V）诊断标准是国际前庭疾病分类工作的一部分。确定 HOD/V 诊断标准的目的是帮助医师理解直立性头晕/眩晕相关术语，并与其他原因引起的全脑低灌注所导致的直立性头晕/眩晕进行鉴别。

>>> 参 考 文 献 <<<

[1] KIM H A, BISDORFF A, BRONSTEIN A M, et al. Hemodynamic orthostatic dizziness/vertigo：Diagnostic criteria [J]. J Vestib Res, 2019, 29(2/3)：45 – 56.

[2] KIM H A, YI H A, LEE H. Recent advances in orthostatic hypotension presenting orthostatic dizziness or vertigo [J]. Neurol Sci, 2015, 36：1995 – 2002.

[3] LEE H, LOW P A, KIM H A. Patients with orthostatic intolerance：relationship to autonomic function tests results and reproducibility of symptoms on tilt [J]. Sci Rep, 2017, 7：5706 – 5713.

[4] KIM H A, LEE H. Autonomic dysfunction as a possible cause of residual dizziness after successful treatment in benign paroxysmal positional vertigo [J]. Clin Neurophysiol, 2014, 125：608 – 614.

[5] KIM H A, YI H A, LEE H. Spectrum of autonomic dysfunction in orthostatic dizziness [J]. Clin Neurophysiol, 2014, 125：1248 – 1254.

[6] BISDORFF A, VON BREVERN M, LEMPER T T, et al. Classification of vestibular symptoms：Towards an international classification of vestibular disorsers [J]. J Vestib Res, 2009, 19：1 – 13.

[7] 姜树军, 单希征. 巴拉尼协会持续性姿势 – 感知性头晕诊断标准解读 [J]. 北京医学, 2018, 40：1 – 4.

[8] 姜树军, 单希征. 巴拉尼协会前庭阵发症诊断标准解读 [J]. 北京医学, 2017, 39：847 – 849.

[9] 姜树军, 彭新, 单希征. 巴拉尼协会双侧前庭神经病诊断标准解读 [J]. 北京医学, 2018, 40：789 – 791.

[10] KIM Y H, PAIK S H, PHILLIPS V Z, et al. Cerebral perfusion monitoring using near-infrared spectroscopy during head-up tilt table test in patients with orthostatic intolerance [J]. Front Hum

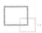

Neurosci, 2019, 13：Article 55.

[11] BRYARLY M, PHILLIPS L T, FU Q, et al. Postural orthostatic tachycardia syndrome：JACC Focus Seminar [J]. J Am Coll Cardiol, 2019, 73：1207 – 1228.

[12] 姜树军, 孙勍, 陈宏, 等. 巴拉尼协会血流动力性直立性头晕/眩晕诊断标准解读 [J]. 北京医学, 2019, 41(9)：832 – 834.

第八节　巴拉尼协会《眼震及眼震样运动分类》解读

2019 年 6 月 14 日巴拉尼协会前庭疾病分类委员会在《前庭研究杂志（电子版）》上发表《眼震和眼震样运动的检查和分类》，该项分类是巴拉尼协会前庭疾病分类工作的一个组成部分。作为国际权威的前庭研究学术组织，巴拉尼协会对眼震及眼震样运动的分类对于从事头晕和眩晕工作的同事有一定的帮助，下面解读其主要内容。

一、眼震定义

眼震是一种不自主、快速、规律性、振荡性眼球运动，至少有一个慢相。急跳性眼震有一个慢相和一个快相，摆动性眼震只有慢相。眼震均以慢相开始。病理性眼震通常来源于前庭周围器官、脑干和小脑功能障碍，少数情况下视觉传导束的前部或大脑半球病变也产生病理性眼震。眼震不同于扫视侵扰和视振荡，如方波跳动、视扑动和眼肌阵挛，它们属于在眼球努力固视过程中出现的不恰当扫视（快速眼球运动），使眼球离开靶目标。根据现在应用的知识体系，任何单一类型的眼震都能被分入相应的类别，如周围性或中枢性、先天性或获得性、急跳性或摆动性、生理性或病理性等。巴拉尼协会提出的下述眼震分类，旨在建立统一的眼震和眼震样运动的定义和分类，尽可能紧贴临床需要。

二、生理性眼震

（1）生理性终末眼震：在无病理变化前提下凝视诱发的眼震，属于正常的凝视保持能力变异。正常健康个体在 25°～65°侧方凝视时可出现生理性终末眼震，快相朝向固视目标，慢相背离固视目标，频率为 1～3 Hz。

（2）转动时发生的眼震：在转椅试验中，在转动过程中记录到的眼震。每个健康个体都会出现这种眼震。

（3）转动后发生的眼震：转动后发生的眼震是围绕地球重力线从快速加速旋转到急停诱发的前庭眼震，在黑暗环境中 5 ~ 10 s 后，眼震衰减完。

（4）视动性眼震：刺激性光点在受试者的视野范围内水平移动，移动速度每秒 30°，受试者双眼跟随光点移动，同时头保持不动，此时出现的眼震为视动性眼震。

（5）视动后眼震：在进行视动性眼震检查时，如果视动刺激达到一定强度、速度和持续时间，当刺激结束后，在暗室中仍可观察到持续一段时间的逐渐衰减的眼震，称为视动后眼震。

（6）冷热刺激诱发的眼震：向患者外耳道内灌注温度分别为 30 ℃ 和 44 ℃ 的水，温度经热传导改变半规管对应点的内淋巴液温度，在半规管内淋巴液中形成温度差，进而形成密度差，使内淋巴形成有规律的流动，刺激壶腹嵴，产生眼震。

（7）磁前庭刺激诱发的眼震：一些患者在 MRI 过程中出现全身旋转的感觉，机制可能是高强度静态磁场产生的洛伦兹力，作用于内淋巴，使半规管中的内淋巴移动，产生眼震和眩晕。

三、病理性眼震

1. 自发性眼震

头处于静止直立位，眼位于中央固视位置出现的眼震。

（1）自发性周围性前庭眼震：由于双侧迷路之间或前庭神经之间的前庭张力不平衡产生的自发急跳性眼震。该型眼震应具备下列特征：在头参照系中双眼协同运动；在单一平面上跳动，眼震方向与凝视位置无关；符合亚历山大定律；固视抑制；眼震电图呈现恒速慢相。自发性周围前庭眼震包括 3 种亚型：①抑制型：自发周围前庭性眼震，由于单侧前庭功能减低或丧失，出现双侧前庭张力不平衡。②兴奋型：不常见，但在梅尼埃病发作期或前庭阵发症中可见到。③恢复性眼震：自发性周围前庭性眼震存在数小时或数天后，出现方向逆转的眼震，是前庭从初始抑制性恢复过来的结果。

（2）自发性中枢性前庭眼震：自发急跳性眼震是由于中枢神经系统参与前庭－眼反射环路受损，或中枢神经系统参与适应性控制前庭－眼反射的环路功能障碍所致。中枢前庭系统参与感知头和身体运动，由前庭、视觉、平衡和姿势信号驱动，产生眼球运动。当中枢前庭系统功能障碍时，则出现眼动障碍。自发性中枢性前庭眼震有下述亚型：以水平为主的中枢前庭性眼震、以垂直或旋转为主的中枢前庭性眼震、其他自发性中枢性眼震。

以水平为主的中枢前庭性眼震又分为 3 个亚型：①方向固定的水平性中枢前庭眼震：自发的中枢前庭性眼震，以水平为主，并在向前注视眼位时眼震方向固定。这种眼震容易与前神经元炎和其他前庭周围性眼震混淆。提示是前庭中枢病变的线索包括前庭眼反射正常，存在凝视性眼震，反向眼偏斜（通常提示中枢病变），垂直平滑跟踪受损，以及前庭－眼反射抑制障碍。②周期性交替性眼震：协同性双眼水平急跳性眼震，原位方向发生改变，通常 90～120 s 改变一次，见于小脑小结和蚓垂受损。③隐源性眼震：协同水平急跳性眼震，双眼注视时无眼震，遮盖一眼时出现眼震。双眼眼震的快相朝向未遮盖侧。视觉前庭疾病伴斜视、弱视及分离性垂直眼偏斜是产生这种眼震的部分原因。

以垂直或旋转为主的中枢前庭性眼震又分为 3 个亚型：①下跳性眼震：通常由于前庭小脑功能障碍。眼震通常在侧方或向下凝视时增强，或在侧方凝视时明显。Wernicke 脑病累及延髓背部、前庭神经核能引起下跳性眼震。双侧梅尼埃病也可出现发作性下跳性眼震，可能与后半规管抑制有关。②上跳性眼震：与下跳性眼震相比，上跳性眼震少见，难定位。脑桥旁正中梗死可出现上跳眼震。约翰斯·霍普金斯大学耳鼻喉－头颈外科的两例患者经双侧上半规管裂封堵术后出现了振动诱发的上跳性眼震，提示上跳性眼震也可以有不常见的周围原因。③旋转眼震：最常见于延髓或中脑损害。

其他自发性中枢性眼震类型：①婴儿眼震：出生后或婴儿期出现协同性水平眼震。此类型眼震符合眼坐标系眼震特点，眼球向上或向下注视时，眼震方向仍然保持水平。婴儿眼震多为摆动型或速度递增递减型，可在两个波形之间见到像标点符号似的间隔，称为中心凹期，是眼睛中心凹稳定地瞄准物象时出现的短暂眼震静止期，这是婴儿眼震综合征患儿视力接近正常的原因之一，眼震通常在侧方注视时增强，但在零区间时眼震强度变弱或眼震停止，患者通常采用适应性头位以接近眼震最弱的零区间，以获得清晰视力。②获得性摆动性眼震：过了婴儿期后出现的摆动性眼震可以有水平、垂直和旋转成分。多发性硬化引起的获得性摆动性眼震与眼－上腭震颤相比，呈现高频（＞4 Hz）、低幅（＜4°）的特点。获得性摆动性眼震分为 2 个类型，一种是眼－上腭震颤，即一种获得性摆动性眼震，特征是大幅度、低频率（1～3 Hz），并且呈通常分离性垂直性、旋转性和水平性振荡，闭眼时加重，见于 Guillain-Mollaret 三角中的脑干或小脑损害，伴肥大性下橄榄核变性；另一种是与咀嚼肌收缩节律相关的获得性摆动眼震，特征是摆动性会聚－分离振荡，频率为 1 Hz，通常伴有下颌、面或肢体同步振荡，可见于中枢神经系统 Whipple 病。③跷跷板眼震：是非协同性眼震，前半程一只眼慢相向上并内旋，同时另一只眼慢相向下并外旋；后半程眼震慢相或快相向相反方向震颤。④癫痫性眼震：由癫痫性放电引起。癫痫性眼震是一种快速、重复、急跳性眼球运动，由癫痫放电引起。癫痫性眼震单独存在比较罕见，多伴有身体其他部位抽搐。⑤跟踪障碍性眼震：眼球慢性漂移时出现的低幅水平跳动眼震，是由于大脑半球损害导致的明显的双侧水平平滑跟踪不对称。

2. 凝视诱发的眼震

眼球在眼眶中偏离中心移动时诱发的眼震，快相通常朝向凝视方向。

（1）凝视维持眼震：病理性凝视眼震是由于控制眼球在离心眼位的脑干和小脑神经整合中枢损害。如果用眼震电图测量，从离心位到中心位的眼球漂移慢相呈现速度减弱波形。

（2）Ⅰ度前庭眼震：向单侧注视时出现的眼震，由于周围或中枢前庭张力不平衡，眼震仅在眼球向前庭功能减弱侧相反方向运动时出现，在向前凝视位时不出现。

（3）前庭性加凝视维持眼震：向两侧注视均出现的眼震。是由于中枢或周围性前庭障碍导致的双侧前庭张力不平衡，加上凝视维持障碍机制。包括 Bruns 眼震。

（4）反跳性眼震：眼球从两侧注视回到原位时出现的一过性眼震，快相与侧方注视时的眼震方向相反。

（5）向心性眼震：一种凝视诱发的眼震，眼球偏离凝视时眼球向心漂移，快相朝向向前凝视位。

3. 触发性眼震

（1）位置性眼震：头位相对于地心变动时触发的眼震。

良性阵发性位置性眼震是由管结石或嵴帽结石性 BPPV 产生的眼震，包括：①后半规管良性阵发性位置性眼震：Dix-Hallpike 手法或侧躺手法（Semont 诊断手法）诱发的潜伏期为 1 至数秒的位置性眼震。眼球上极朝向下耳旋转跳动，同时垂直向上跳动（朝向前额）。②水平半规管良性阵发性位置性眼震：仰卧翻滚诱发的潜伏期为 0 至数秒的位置性眼震，当头转向一侧时出现水平性向下侧耳（向地性）或上侧耳（背地性）跳动的眼震。水平半规管良性阵发性位置性眼震还包括假性自发性眼震，即由于水平管结石或嵴帽结石，当头直立位时出现的看起来像自发的水平眼震，原因是水平半规管与水平面之间有 30°向上的夹角。③前半规管良性阵发性位置性眼震：Dix-Hallpike 手法或仰卧垂直悬头位诱发的潜伏期为 1 至数秒的位置性眼震。眼震主要向下跳动，伴小幅旋转成分，眼球上极朝向受累耳。

其他类型的周围性位置性眼震包括位置性酒精性眼震和由于其他周围前庭疾病导致的偶尔性位置性眼震。位置性酒精性眼震是轻嵴帽综合征中的一种情况，饮酒后酒精先进入嵴帽，滞后进入内淋巴，使嵴帽变轻，出现持续性位置性眼震。最近认为轻嵴帽综合征的机制是内淋巴变重或相对变重，发生脑膜炎及脑脊液蛋白水平增高时，都能使内淋巴比重增加，出现持续性位置性眼震。

中枢性位置性眼震最常见的是下跳性眼震。在床旁检查时中枢性水平位置性眼震

（部分离地性）与水平半规管 BPPV 鉴别困难。中枢性位置性眼震可以是短暂的，也可以是持续性的。短暂性眼震的特点是在多个平面上诱发出短潜伏期的立即达高峰的眼震，眼震存在短暂（＜1 min）。短暂性位置性眼震的病变与小脑小结和蚓垂损害有关。持续性位置性眼震的机制还不确定。前庭性偏头痛也能引起中枢性位置性眼震。

（2）摇头诱发的眼震：水平面摇头后出现的眼震见于周围性或中枢性双侧前庭信号不对称，眼震通常是水平性的，一些中枢损害患者可以出现摇头后垂直眼震，称为倒错性摇头眼震。

（3）交互性眼震：眼震出现的平面与温度、旋转头、摇头刺激的平面不一致。

（4）声音诱发的眼震：上半规管裂综合征是由于半规管骨质缺失，在颅中窝和上半规管之间产生"第三窗"，患者在压力/声音刺激下产生眼震和眩晕（Tullio's 现象）。

（5）Valsalva 诱发的眼震：增加颅内压或中耳内压的 Valsalva 手法触发的眼震，通常见于上半规管裂综合征。

（6）压力诱发的眼震：指外耳道压力改变诱发的眼震。外耳道压力改变（Hennebert's 征），传导到上半规管裂"第三窗"，诱发出 Tullio's 现象。

（7）振动诱发的眼震：头部及颈部振动诱发的眼震，见于单侧前庭功能障碍，将振动的音叉方垂直放在乳突皮肤上能诱发出 20 s 的眼震。骨传导的振动能诱发出水平为主的眼震，快相多朝向未受累耳，也可朝向受累耳。可见于梅尼埃病、前庭神经施万细胞瘤。

（8）过度换气诱发的眼震：过度换气发生呼吸性碱中毒，导致血管痉挛，当双侧前庭血管支配不对称时，出现双侧前庭张力不平衡，出现眩晕和眼震。

（9）跟踪诱发的眼震：平滑跟踪时出现的眼震，但是是在平滑跟踪平面以外的平面出现的眼震。

四、眼震样运动

1. 扫视侵扰和视振荡

不恰当的扫视使眼离开要注视的靶目标，干扰中心视力。

（1）方波急跳：成对的小幅水平协同扫视（通常＜2°），使眼球从固视位离开，然后再回归，间隔200~400 ms。方波急跳也见于垂直扫视欠冲，主要见于特发性下跳眼震综合征患者。

（2）巨扫视视振荡：由于扫视过冲，眼球围绕固视点振荡。

（3）扫视脉冲：稳定固视时的简短侵入，由非意向性离开固视位置的扫视引起，通常随后立即漂移回原位。

（4）视扑动：间断性爆发的协同性水平扫视，没有扫视间隔，常常出现在自主扫视之后。

（5）视阵挛：多方向协同性振荡共同存在，没有扫视间歇期。

（6）自主性扫视振荡：也属于自主性扑动或眼震，一些正常个体可以自主诱发协同性高频扫视振荡，通常局限在水平面。

2. 其他眼震样运动

（1）会聚回缩性眼震：眼球向上扫视，快相被快速会聚或回缩代替（眼球被拉进眼眶）或二者同时存在，见于中脑背侧损害。

（2）点头痉挛综合征中的视振荡：点头痉挛综合征导致的间歇性小振幅、高频率、以水平为主的摆动，两眼的振幅和相位不一致。

（3）眼球上下摆动及变化：眼球垂直运动，快速、慢速交替，见于意识水平下降的患者。

（4）上斜肌纤颤：暴发性单眼小幅、高频不规则振荡，是滑车神经异常放电所致。

（5）乒乓凝视：缓慢连续的水平协同性双眼偏离，数秒后交替变化，绝大多数见于双侧大脑半球功能障碍。

（6）摆动性假性眼震：摆动性眼球振荡，由头部抖动和前庭功能低下所致。

≫≫ 参 考 文 献 ≪≪

［1］ EGGERS S D Z, BISDORF A, VON BREVERN M, et al. Cassification of vestibular signs and examination techniques: nystagmusand nystagmus-like movements ［J］. J Vestib Res, 2019, 29(2/3): 57 – 87.

［2］ TARNUTZER A A, STRAUMANNA D. Nystagmus ［J］. Curr Opin Neurol, 2018, 31: 74 – 80.

［3］ ELZENMA M, CHENG P, SHARPE J A, et al. End-point nystagmus and ocular drift: an experiment and theoretical study ［J］. Vision Res, 1990, 30: 863 – 877.

［4］ GUEDRY F E, BENSON A J. Modification of per-and postrotational responses by voluntary motor activity of the limbs ［J］. Exp Brain Res, 1983, 52: 190 – 198.

［5］ LEE S U, CHOI J Y, KIM H J, et al. Impaired tilt suppression of post-rotatorynystagmus and cross-coupled head-shaking nystagmus in cerebellar lesions: image mapping study ［J］. Cerebellum, 2017, 16: 95 – 102.

［6］ YETISER S, INCE D, YETISER B. Optokinetic Analysis in patients with spontaneous horizontal gaze-evoked nystagmus without radiologicalneuropathology ［J］. Ear Nose Throt J, 2019, 98(7): 420 – 424.

［7］ 肖瑞春, 刘挺, 于立身. 视动后眼震 ［J］. 国外医学(耳鼻咽喉科学分册), 1990, 14: 348 – 351.

［8］ 陈月玲, 张道宫, 吕亚峰, 等. 前庭双温试验中冷热水刺激仪温度控制的改进 ［J］. 中国医学装备, 2018, 15: 182 – 183.

［9］ MIAN O S, LI Y, ANTUNES A, et al. Effect of head pitch and roll orientations on magnetically induced vertigo [J]. J Physiol, 2016, 594: 1051 – 1067.

[10] CHOI J Y, KIM J S. Nystagmus and central vestibular disorders [J]. Curr Opin Neurol, 2017, 30: 98 – 106.

[11] KATTAH J C, MCCLELLAND C, ZEE D S. Vertical nystagmus in Wernicke's encephalopathy: pathogenesis and role of central processing of information from the otoliths [J]. J Neurol, 2019, 266 (Suppl 1): 139 – 145.

[12] LEE S U, KIM H J, LEE E S, et al. Ictal downbeat nystagmus in bilateral Ménière's disease [J]. J Neurol, 2017, 264: 2014 – 2016.

[13] KATTAH J C. Use of HINTS in the acute vestibular syndrome. An Overview [J]. Stroke Vasc Neurol, 2018, 3: 190 – 196.

[14] SHARON J D, CAREY J P, SCHUBERT M C. Upbeat nystagmus after bilateral superiorcanal plugging: a peripheral cause of vertical nystagmus [J]. Laryngoscope, 2017, 127: 1698 – 1700.

[15] MA Y, WANG J, LI D, et al. Two types of isolated epileptic nystagmus: case report [J]. Int J Clin Exp Med, 2015, 8(8): 13500 – 13507.

[16] CHOI J Y, LEE E S, KIM H J, et al. Persistent geotropic positional nystagmus after meningitis: evidence for light cupula [J]. J Neurol Sci, 2017, 379: 279 – 280.

[17] 于生元, 万琪, 王武庆, 等. 前庭性偏头痛诊治专家共识(2018) [J]. 中国疼痛医学杂志, 2018, 24: 481 – 488.

[18] MAHULU E N, FAN X, DING S, et al. The variation of superior semicircular canal bone thickness in relation to age and gender [J]. Acta Otolaryngol, 2019, 139: 473 – 478.

[19] GAMARRA V, KRSTULOVIC C, GUILLEN P, et al. Ipsilesional nystagmus induced by vibration in subjects with Ménière's disease or vestibular schwannoma [J]. Otol Neurotol, 2017, 38(6): e168 – e172.

[20] 姜树军, 孙勍, 陈宏义, 等. 巴拉尼协会血流动力性直立性头晕/眩晕诊断标准解读 [J]. 北京医学, 2019, 41(9), 832 – 834.

[21] FEIL K, STROBL R, SCHINDLER A, et al. What is behind cerebellar vertigo and dizziness? [J]. Cerebellum, 2019, 18: 320 – 332.

[22] 姜树军, 樊春秋, 吴孝江, 等. 巴拉尼协会眼震及眼震样运动分类解读 [J]. 北京医学, 2019, 41(12): 1109 – 1112.

第九节　巴拉尼协会《老年性前庭病诊断标准》解读

巴拉尼协会《老年前庭病诊断标准》于 2019 年 7 月 12 日在《前庭研究杂志（电子版）》上发表。该标准共有 8 名作者，4 名耳鼻咽喉头颈外科专家分别来自美国、荷兰、德国和瑞典，1 名平衡研究及航天实验室专家来自比利时，1 名老年医学及老年学专家来自美国，1 名头晕与平衡失调中心专家来自奥地利，1 名神经内科及眩晕中心专家来自德国。我们对老年性前庭病（presbyvestibulopathy，PVP）诊断标准的要点解读如下。

一、背景

目前全球正呈现老龄人口比例增多的特点。在老年人群中，年龄相关的周围感觉器官结构老化和功能障碍现象非常普遍。在 >70 岁的人群中，15% 有症状性视觉障碍，26% 有听觉障碍。在 >60 岁的人群中，50% 有或多或少的生理性前庭功能下降，头晕和平衡失调成为老年人的最常见症状，影响生活质量。

鉴于老年人年龄相关的前庭功能下降普遍的情况，巴拉尼协会制定了 PVP 诊断标准。该诊断标准适用于生理性感觉退化过程中出现的轻度的前庭功能下降。PVP 诊断标准能使医生发现 PVP 个体，及时给予前庭康复等治疗，同时也能使全球对 PVP 的研究标准化。

二、诊断标准

以下 4 个条件必须全部符合。

（1）慢性前庭综合征（持续时间至少 3 个月），至少伴有下列症状中的 2 个：①姿势失衡或不稳；②步态紊乱；③慢性头晕；④反复跌倒。

（2）轻度前庭功能低下，至少被下列方法中的一种测量到：①视频头脉冲试验（vHIT）测量双侧 VOR 增益为 0.6~0.8。②转椅试验，经正弦刺激 [0.1 Hz，最大速度 = (50°~60°)/s]，VOR 增益为 0.1~0.3。③双温试验，每一侧的冷热反应的眼震慢相速度（slow phase velocity，SPV）峰值之和为 (6°~25°)/s。

（3）年龄≥60 岁。

（4）不能用其他疾病更好地解释症状。

三、病理生理特点

许多证据表明，随着人不断变老，前庭感觉功能逐渐下降。这种年龄相关的前庭结构及生理功能下降，被认为是由内在因素（遗传特性）和不断积聚的外在因素引起。对前庭有害的外在因素包括感染、炎症、血管病变、药物和创伤。组织学研究发现，随着年龄变老，3 个半规管、椭圆囊和球囊中的毛细胞数量逐渐下降，椭圆囊和球囊碳酸钙膜形态逐渐改变，前庭神经节细胞、前庭神经核细胞逐渐减少。

生理研究显示，随着人年龄变老，前庭对旋转、转换、震动刺激反应的度下降，潜伏期增长。应用 vHIT 对老年人群进行检测，VOR 角增益下降与老化相关。而且通过前庭诱发肌源性电位（vestibular-evoked myogenic potentials，VEMP）、前庭线性感知阈值和耳石器 – 眼反射测试发现，老年人耳石器功能下降。

四、鉴别诊断

BPPV 是需要重点鉴别的疾病。由于椭圆囊和球囊碳酸钙膜随着年龄老化发生退行性变化，老年人 BPPV 发病率增高。到 80 岁，BPPV 累积终生发病率达 10%。在神经 – 耳科门诊，眩晕的老人中 39% 是 BPPV。但老年人 BPPV 不典型，不总是产生位置性短暂眩晕。一项研究显示，100 例因慢性疾病在老年科就诊的患者，9% 的患者有未被发现的 BPPV。因此，PVP 的鉴别诊断首先要考虑 BPPV。除此之外，还有其他疾病（症状）需要与 PVP 鉴别（表 2）。

表 2　PVP 的鉴别诊断

疾病或症状	与 PVP 的鉴别要点
BPPV	Dix-Hallpike 或 Semont 手法或翻滚测试阳性
持续性单侧前庭病	不是双侧
双侧前庭病（BVP）	比较严重
PPPD	缺乏双侧前庭功能测试缺陷结果
直立性头晕	缺乏双侧前庭功能测试缺陷结果
视力下降	缺乏双侧前庭功能测试缺陷结果
感觉障碍	缺乏双侧前庭功能测试缺陷结果
不伴双侧前庭病的小脑共济失调	缺乏双侧前庭功能测试缺陷结果
向下眼震综合征	有下跳性眼震
锥体外系疾病	有强直、缓慢等锥体外系症状
正常颅压脑积水	有正常颅压脑积水症状和影像表现
前庭抑制药物服用	缺乏双侧前庭功能测试缺陷结果
全身性中毒	缺乏双侧前庭功能测试缺陷结果

五、流行病学

到 2050 年，年龄 ≥ 65 岁的人数将占总人口的 17%。几项大型基于人口研究的报道表明，在 ≥ 65 岁人群中头晕和平衡失调患病率为 20% ~ 30%。而且头晕和平衡失调患病率随年龄增加而急剧增加，在超过 80 岁的人群中，头晕和平衡失调患病率超过 50%。在美国 40 岁及以上人群中，35% 存在前庭功能障碍；在 80 岁及以上人群中，85% 有平衡功能障碍。可以推测，老年人 PVP 发生率较高。

六、目前的欠缺和今后的研究方向

1. 症状量化欠缺

在巴拉尼协会《老年前庭病诊断标准》中，有头晕、姿势失衡、步态紊乱和跌倒 4 种症状，这些症状是患者的常见症状，但没有好的测量方法来客观反映这些症状的严重性。可能的客观测量姿势失衡的方法包括闭目站立试验、一脚前一脚后串联站立试验和站立姿势图描绘。客观测量步态异常方法包括步速、一脚前一脚后串联行走。头晕可以根据患者自己报告，用量表测量。跌倒可以通过一定时间内跌倒次数计量。但巴拉尼前庭分类委员会认为，上述测量方法缺乏统一的标准，缺乏正常与不正常的阈值，不能广泛使用。所以在此版诊断标准中，未使用症状量化方法。将来随着量化方法的完善，在 PVP 诊断标准再版时，可能会增加症状的量化指标。

此外，文献显示，前庭功能障碍对老年人的空间认知功能有显著影响，导致患者空间记忆、空间导航和定向能力下降。但巴拉尼前庭分类委员会认为，认知功能受多个神经网络环节影响，还需要更直接的证据证明前庭功能障碍影响患者的空间认知功能。在 PVP 诊断标准再版时，可能会增加这方面的知识。

2. 实验室检查欠缺

既往研究显示，随着年龄老化，耳石器功能下降。而且越来越多的证据表明耳石器功能障碍与姿势异常和空间认知障碍有关。然而，耳石器功能测试的开展及其标准研究，远远未达到 VOR 检测水平，如双温试验、转椅试验和 vHIT 检测。VEMP 是目前应用最广泛的耳石器功能检测方法，但 VEMP 不能够可靠地引出。此外，在老年人中，VEMP 常常不能引出。鉴于以上原因，巴拉尼前庭分类委员会在此版诊断标准中，排除了耳石器功能障碍的条款。在将来的再版中，可能会进行修改。

在 PVP 诊断标准中，采用了 vHIT、双温试验和转椅试验参数。这些参数低于正常个体，高于双侧前庭病（BVP）。目的是确保患者的前庭功能处于轻度障碍水平。然而，不知道这些参数阈值与临床症状发生之间有无相关性。在 PVP 诊断标准再版时，会考虑是否能够在老年人群中提炼出前庭功能轻度障碍的上述检查节点值。另外，在巴拉尼协会 PVP 诊断标准再版时，还要考虑 PVP 的亚型，如半规管型、耳石器型、高频型、低频型，使 PVP 能够通过前庭生理功能不同类型的测量，获得更精确的诊断。

>>> 参 考 文 献 <<<

[1] BISDORFF A, VON BREVERN M, LEMPERT T, et al. Classification of vestibular symptoms: towards an international classification of vestibular disorders [J]. J Vestib Res, 2009, 19: 1 – 13.

[2] LEMPERT T, OLESEN J, FURMAN J, et al. Vestibular migraine: diagnostic criteria [J]. J Vestib Res, 2012, 22: 167 – 172.

[3] LOPEZ-ESCAMEZ J A, CAREY J, CHUNG W H, et al. Diagnosticcriteria for Ménière's disease [J]. J Vestib Res, 2015, 25: 1 – 7.

[4] VON BREVERN M, BERTHOLON P, BRANDT T, et al. Benign paroxysmal positional vertigo: diagnostic criteria [J]. J Vestib Res, 2015, 25: 105 – 117.

[5] STRUPP M, LOPEZ-ESCAMEZ J A, KIM J S, et al. Vestibular paroxysmia: diagnostic criteria [J]. J Vestib Res, 2016, 26: 409 – 415.

[6] STAAB J P, ECKHARDT-HENN A, HORII A, et al. Diagnostic criteria for persistent postural-perceptual dizziness (PPPD): consensus document of the committee for the classification of vestibular disorders of the Bárány society [J]. J Vestib Res, 2017, 27, 191 – 208.

[7] STRUPP M, KIM J S, MUROFUSHI T, et al. Bilateral vestibulopathy: diagnostic criteria consensus document of the classification committee of the Bárány society [J]. J Vestib Res, 2017, 27, 177 – 189.

[8] KIM H A, BISDORFF A, BRONSTEIN A M, et al. Hemodynamic orthostatic dizziness/vertigo: diagnostic criteria [J]. J Vestib Res, 2019, 29: 45 – 56.

[9] EGGERS S D Z, BISDORF A, VON BREVERN M, et al. Classification of vestibular signs and examination techniques: nystagmusand nystagmus-like movements [J]. J Vestib Res, 2019, 29(2/3): 57 – 87.

[10] AGRAWAL Y, VANDEBERG F, WUYT S F, et al. Presby vestibulopathy: diagnostic criteria consensus document of the classification committee of the Bárány society [J]. J Vestib Res, 2019, 29: 161 – 170.

[11] 姜树军, 王恩彤, 单希征. 巴拉尼协会良性阵发性位置性眩晕诊断标准解读 [J]. 北京医学, 2016, 38: 847 – 849.

[12] 姜树军, 单希征. 巴拉尼协会前庭阵发症诊断标准解读 [J]. 北京医学, 2017, 39(8): 847 – 849.

[13] 姜树军, 单希征. 巴拉尼协会持续性姿势 – 感知性头晕诊断标准解读 [J]. 北京医学, 2018, 40: 1 – 4.

[14] 姜树军, 彭新, 单希征. 巴拉尼协会双侧前庭神经病诊断标准解读 [J]. 北京医学, 2018, 40: 789 – 791.

[15] 姜树军, 孙勍, 陈宏义, 等. 巴拉尼协会血流动力性直立性头晕/眩晕诊断标准解读 [J]. 北京医学, 2019, 41(9), 832 – 834.

[16] 姜树军, 樊春秋, 吴孝江, 等. 巴拉尼协会眼震及眼震样运动分类解读 [J]. 北京医学, 2019, 41(12): 1109 – 1112.

[17] 姜树军, 单希征. 巴拉尼协会老年性前庭病诊断标准解读 [J]. 北京医学, 2020, 42(1): 59 – 61.

第十节　巴拉尼协会《登陆病综合征诊断标准》解读

近些年来，巴拉尼协会卓有成效地开展了前庭疾病国际分类工作，相继制定了前庭症状分类、眼震及眼震样运动分类、前庭性偏头痛（vestibular migraine，VM）、儿童 VM 与儿童复发性眩晕、梅尼埃病、良性阵发性位置性眩晕、前庭阵发症、双侧前庭病、持续性姿势 - 感知性头晕、血流动力性直立性头晕/眩晕、老年性前庭病等前庭疾病的诊断标准。《北京医学》杂志曾邀请相关学者对其中一些诊断标准进行了解读。巴拉尼协会新近发表了登陆病综合征（mal de débarquement syndrome，MdDS）诊断标准，以下简称新诊断标准。MdDS 通常是在乘船、飞机及汽车等长时间暴露于运动刺激之后发生的一种以摇摆性眩晕为特征性表现的前庭疾病。以往该病被视为一种较为罕见的疾病，不为人们所认识，常常得不到及时、适当的临床诊疗。随着各种交通工具的广泛使用和旅游活动的增加，该病在临床上不再少见，也因此逐渐受到临床医师及患者的关注。本文就新诊断标准及 MdDS 进行简要的解读和介绍，以便相关专业的临床医师提高对该病的认识和诊疗水平。

一、人类认识 MdDS 的历史

很久之前人们对 MdDS 就已有所认识，甚至可追溯到古希腊和古罗马时代。尽管 17 世纪以来有关 MdDS 的描述就已见诸文献报告，但多在运动病（motion sickness，MS）相关论述中被提及。1881 年，John Irwin 对 MdDS 进行了如下描述："经长时间风浪中航行后，在上岸的前几个小时里，一些并未醉酒的水手有时可出现步态不稳感。"也有学者将之称作"海腿"（sea legs）现象，或与晕船病（seasickness，法语也称 mal de mer）相对应，被称作"下船病"或"登陆病"（mal de débarquement），也被冠以"sickness of disembarkation""illness of disembarkment""landsickness"等多种名称。以往对 MdDS 缺少充分的认识，而近几十年来对 MdDS 的认识和关注明显增加。Brown 和 Baloh 在 1987 年首次发表了 6 例 MdDS 系列病例报告，并将 MdDS 视为一种独立的疾病。此后有关 MdDS 的研究文献及病例报告逐渐增多。

二、MdDS 的临床流行病学特征

在正常人群，人们暴露于一定时间的被动运动刺激后常可出现短暂性 MdDS 样症状，如海上旅行后其发生率达 72% ~ 80% 。但一般认为，持续性 MdDS 属于一种少见疾病，至今仅报告有数百例。因 MdDS 人群患病率调查难度大，该病在一般人群中的确切发病率或患病率尚无报告，但 MdDS 实际上可能并不少见，如在神经科门诊 MdDS 病例可占到 1.3%，而梅尼埃病占 8.6%。

健康个体长时间暴露于运动刺激后常表现有短期（<48 h）非旋转性眩晕症状，其男女发生比例相近，然而，症状持续时间>48 h 尤其是>1 个月的 MdDS 患者中则以女性居多，可占到 75%~100%。MdDS 好发年龄为 40~60 岁，尤其常见于 40~50 岁的患者，平均年龄在 45 岁左右。亦有报告显示，MdDS 可见于 12 岁儿童和 70 岁以上老年人。

因以往对 MdDS 缺少足够的认识，该病常常得不到及时的诊疗。患者从发病到确诊通常经历较长的时间甚至可达数年，确诊前常反复就诊于多个学科专业的医师，就诊次数可达数十次。MdDS 可致患者躯体和精神上的失能。MdDS 患者头晕障碍量表评分明显增加，且病程越长其评分越高，症状的持续存在明显影响到患者的精神状态和日常生活，也成为患者发生焦虑、抑郁等继发性心理与情绪疾患的诱发因素，导致患者生活质量下降，并产生较大的医疗费用和疾病负担，仅确诊前就需花费平均约 3000 美元。

三、MdDS 的诊断标准

2015 年，Saha 和 Fife 提出了持续性 MdDS 的诊断标准。2016 年，Van Omberge 等基于以往的研究和系统评价给出了 MdDS 诊断指南。2018 年，Mucci 等将 MdDS 分为"运动刺激诱发性（motion triggered，MT）MdDS"和"非 MT 性 MdDS"两型并给出了相应的诊断标准。2020 年，巴拉尼协会发表了新的 MdDS 诊断标准，并就以往所使用的一些有关 MdDS 的名称术语及定义予以了统一和规范，遂形成了具有国际共识的 MdDS 诊断标准。

2020 年，巴拉尼协会发表的新的 MdDS 诊断标准如下。

（1）表现为以摇摆感（前后摇晃、上下起伏或左右摇摆）为特征的非旋转性眩晕症状，呈持续性或每天大部分时间里呈现症状。

（2）被动运动刺激暴露结束后 48 h 内出现症状。

（3）再暴露于被动运动刺激（如驾车）可使症状得到暂时缓解。

（4）症状持续时间>48 h。①演变中的 MdDS 症状持续，但尚未满 1 个月观察期。②暂时性的 MdDS≤1 个月时症状缓解，观察期已≥1 个月。③持续性的 MdDS 症状持续>1 个月。

（5）症状无法以其他疾病更好地解释。

四、MdDS 的诊断标准解读

1. MdDS 的表现症状

以摇摆感为特征的眩晕症状为 MdDS 的主要症状。这类主观性摇摆感可为前后摇晃感、上下起伏感、左右摇摆感或呈混合性，也可随着时间变化其摇摆方向发生改变。摇摆性眩晕症状呈持续性或在每天的大部分时间里表现有这类症状。

MdDS 摇摆性眩晕症状的定义与 ICVD 前庭症状分类和定义相一致，属于一种"内在性眩晕"，即"在无自身运动情况下的一种自我运动感或在正常头部运动时出现的一种扭曲的自我运动感"；应归为"诱发性眩晕"中"其他诱发性眩晕"，系一种特异性地长时间暴露于被动运动刺激（如海上航行）之后所诱发的眩晕；为一种"非旋转性眩晕"。

MdDS 与触觉或躯体感觉上的环境运动感受有关，如"大地在起伏"或"在船上晃动"的感觉，像是某种力作用在头部或身体的感觉而非一种视觉想象，其形成基础目前尚不清楚，但其不同于 ICVD 对"外在性眩晕"的定义，"外在性眩晕"被定义为一种视觉感受现象，"一种周围视野在旋转或流动的假性感觉"。"外在性眩晕"不是 MdDS 的主要症状。尽管 MdDS 患者偶有摇摆或振动的视觉感受，如任何形式的视觉运动幻觉为其突出症状时，应考虑 MdDS 以外其他诊断。

MdDS 患者也可同时伴有 ICVD 定义之头晕症状，可呈自发性头晕或有一到多个诱因，包括"长时间暴露于被动运动刺激（如海上航行）"。头动诱发性头晕和视觉诱发性头晕在 MdDS 尤为常见，可与 MdDS 主要症状合并存在。

MdDS 患者可伴有其他症状，包括空间定向障碍、认知缓慢、疲劳、视觉运动不耐受、畏声、畏光、头痛、焦虑等。这些症状在不同个体表现程度不一，可在 MdDS 发病之前出现而在 MdDS 发病后加剧，但这些症状属非特异性症状，亦非 MdDS 关键症状，与 MdDS 的潜在病理生理学联系尚不清楚。当其中任何症状严重到满足其自身诊断条件时（如某种特异性头痛或焦虑疾病），除诊断 MdDS 外可做出其他相应的诊断。

2. MdDS 的病因和诱因

MdDS 的病因或诱因为长时间被动运动刺激，且在运动刺激结束之后发病。被动运动刺激主要源自船舶、飞机、汽车、火车等各种乘载工具，也包括摇摆物体、水床、锻炼设施及其他能使身体发生被动运动的平台。这些运动刺激的关键特征是其呈摇摆性或周期性，且具有一定的持续时间，一般持续数小时。MdDS 最常发生于长时间乘船或游轮海上旅行之后，占 61%～83%，也因此被习惯地称为下船病或登陆病。但 MdDS 亦可发生于长时间暴露于其他交通工具运动刺激之后，如乘飞机旅行后发生者占 19%～41%，乘陆地交通工具（如轿车、火车、巴士等）旅行后发生者相对少见，约占 16%。也可发生在接连暴露多种运动刺激之后，这种混乘者（如船与飞机、船与轿车、飞机与轿车等）占 12%。通常在回到陆地或脱离运动刺激之后随即出现 MdDS 症状，在新诊断标准中则明确为"被动运动刺激暴露结束后 48 h 内出现症状"。

在 Van Omberge 等所给出的 MdDS 诊断指南中，可诱发 MdDS 的被动运动刺激也包括虚拟现实（virtual reality）刺激。但新诊断标准中诱发 MdDS 的被动运动刺激则不包括虚拟现实刺激，认为相关证据尚不充分。

除被动运动刺激外，焦虑、抑郁、偏头痛、VM、月经周期等因素与 MdDS 的发生关系密切，MdDS 的症状程度也可受患者身心压力、睡眠不足、激素变化等因素的影响而轻重不一。

3. 被动运动刺激再暴露

当 MdDS 患者再暴露于被动运动刺激时，如在驾车时或重新回到船上，其 MdDS 症状可得到暂时缓解。然而，当运动刺激停止（如停车后）其症状经常再度出现。行走也可暂时缓解症状，但其作用大小不尽相同，与行走的步伐和所感受到的节律有关。有些患者躺下后其摇动感症状会加重。

4. MdDS 症状持续时间

在长时间暴露于被动运动刺激如乘船、飞机、汽车旅行之后，即使回到陆地脱离了运动刺激，一些人仍可表现有摇摆性眩晕症状，但这些症状多呈自限性，在一定时间内自行消退，通常持续时间较短，一般在数分钟至数天内消退。持续时间 <48 h 的短期症状十分常见，发生率可达41%~80%，有时这些症状也可长时间持续存在，>48 h 甚至可达数月或数年。症状持续时间 <48 h 和 >48 h 的病例特征及预后存在有明显差别。症状持续时间 <48 h 者较常见，在健康人中可视为一种常见的生理现象，基本上属于被动运动刺激所产生的一种后效应；症状持续时间 >48 h 者虽较少见，但可产生明显的致病性，可因失能作用对患者的生活质量产生明显的影响，因此二者的区分具有重要的临床意义。新诊断标准要求 MdDS 症状持续时间 >48 h，否则不满足 MdDS 的诊断标准。

以往文献报告中对暂时性 MdDS 和持续性 MdDS 的分类及相关术语的使用较随意，有时欠准确，甚至发生混淆。在 Saha 和 Fife 于 2015 年所提出的持续性 MdDS 诊断标准中，其症状持续时间界定为≥3 个月，但多数学者以 4 周或 1 个月作为暂时性与持续性 MdDS 的分界点。新诊断标准亦将 1 个月作为暂时性和持续性 MdDS 的分界点。在 MdDS 诊断过程中，应至少需要 1 个月的观察随访期，依据其症状演变及时间过程分为 3 种情形：①如症状持续时间短于 1 个月，而 1 个月的观察期尚未满，此时应诊断为"演变中的 MdDS"；②当症状持续时间短于 1 个月，且 1 个月观察期已期满时，方可做出"暂时性的 MdDS"诊断，故属回顾性诊断；③症状持续时间超过 1 个月则可诊断为"持续性的 MdDS"。

5. 实验室检查

MdDS 诊断主要基于新诊断标准（1）~（4）所列临床病史及症状特点而不包括特异性检查。MdDS 通常无异常的神经科体征，实验室或影像学检查方面缺少相应的病理学表现。如在表现有符合 MdDS 诊断标准之典型症状的患者中，前庭和听力检查结果异常率甚低，MRI 或 CT 结构性脑影像学检查对 MdDS 的诊断效率也较低，因此这些检查一般缺少诊断意义。MdDS 患者治疗前后前庭眼反射变化与脑部代谢改变和功能联系已通过神经影像学研究得到确认，但目前尚不建议将这些神经影像学技术用于临床诊断。

6. 排除其他疾病

新诊断标准（5）要求"症状无法以其他疾病更好地解释"。由于一些前庭疾病或眩晕性疾病可表现有类似的眩晕症状，或患者同时存在有 2 种以上的前庭疾病即"前庭疾病共存"的情况，且因 MdDS 较少见，对之又缺少充分的认识，MdDS 常被误诊为其他疾病，因此需注意与一些其他眩晕疾病相鉴别。

（1）MS：MdDS 和 MS 的病因或诱因均系运动刺激。MS 是对运动刺激的一种生理性和病理生理性反应，通常表现有头晕、胃部不适、出汗、嗜睡、头痛、恶心、呕吐等一系列症状。但 MS 发生于运动刺激暴露过程之中，尽管在运动刺激暴露结束之后一些 MS 症状可持续一段时间但通常持续时间不长，且其症状并非始于运动刺激结束之后。这些特点与 MdDS 不同。MdDS 症状始于运动刺激结束之后，即脱离运动刺激后出现，以摇摆性眩晕症状为其主要特征性表现。一些 MdDS 患者在发病前暴露于被动运动刺激过程中可出现 MS，也可在 MdDS 症状发生早期伴有恶心症状，但恶心症状通常随时间的推移而减弱且非特征性症状。此外，MdDS 患者在驾车或坐车时可使其摇摆性眩晕症状得到缓解，提示 MdDS 的病理生理学机理不同于 MS。

（2）VM：VM 和 MdDS 关系密切，二者具有许多共同的临床特点，如二者都多见于女性，均可由情绪紧张和激素变化所诱发，均常在围月经期症状加重。近来报告显示，63% 的 MdDS 患者伴有 VM，其中 90% 系女性。但 VM 为一种发作性眩晕疾病，至少出现 5 次前庭症状发作，持续时间多在 5 min ~ 72 h；有典型偏头痛病史；50% 以上眩晕发作伴有头痛且具有一个或多个偏头痛特征，如视觉先兆、畏声、畏光。MdDS 摇摆性眩晕症状则呈慢性持续性，也不满足 VM 症状持续时间标准。由于 MdDS 有别于 VM，如患者分别满足这两种疾病的诊断标准，则可分别做出 MdDS 和 VM 诊断。

（3）PPPD：因 PPPD 也可表现有与 MdDS 类似的持续性非旋转性眩晕症状，所以需予以鉴别。PPPD 为一种慢性前庭综合征，头晕、不稳或非旋转性眩晕等症状持续 3 个月以上，站立、主动运动、被动运动和视觉刺激可使其症状加重。MdDS 和 PPPD 的前驱因素和诱因有所不同。MdDS 系由长时间暴露于被动运动刺激所诱发，而 PPPD 则多由前庭或神经性疾病、心理压力及其他疾病所引发。MdDS 患者再暴露于被动运动刺激时可使其症状得到改善，而在 PPPD 则可使其症状加重。此外，PPPD 的另一特征是，复杂视觉运动刺激通常可使其症状加重，尽管多数 MdDS 患者对视觉运动刺激敏感，但这并非是其一个主要特征。

（4）非 MT 性持续性摇摆性眩晕：依据新诊断标准，MdDS 系由长时间暴露于被动运动刺激后所诱发，但有研究显示，一些表现有类似于 MdDS 持续性摇摆性眩晕症状的患者在发病前并无长时间运动刺激暴露史，即缺少运动刺激诱发因素，因此有学者将 MdDS 分为"MT 性 MdDS"和"非 MT 性 MdDS"两种类型，并明确给出了各自的诊断标准。非 MT 性 MdDS 相对少见，一些研究显示，MT 性和非 MT 性 MdDS 病例分别占到 67%~72% 和 28%~33%。但近来亦有研究显示，前者比例小于后者（45%∶55%）。非 MT 性 MdDS 既可呈自发性，也可由其他原因所诱发，包括身心应激事件如手术、创伤、怀孕/生产及激素水平突然失衡等、强烈情绪刺激、以往前庭疾病或眩晕发作等。非 MT 性 MdDS 也被冠以自发性 MdDS、变异性 MdDS、不典型 MdDS、类 MdDS、混合性 MdDS 等各种名称。而混合性 MdDS 通常被用来描述一些发生 MT 性 MdDS 之后又出现非 MT 性 MdDS 的病例。

然而，新诊断标准中并不包含"非 MT 性 MdDS"，认为仅 MT 性 MdDS 方属真正意义上的 MdDS，而将"非 MT 性 MdDS"列为"未确定领域（areas of uncertainty）"，归为一类"非 MT 性持续性摇摆性眩晕"疾患，也不再使用相应的"MT 性 MdDS"和"非 MT 性 MdDS"分类及术语。但该标准仍对"非 MT 性持续性摇摆性眩晕"的认识和诊断具有重要的意义。"非 MT 性持续性摇摆性眩晕"不满足 MdDS 新诊断标准（2），即不存在长时间被动运动刺激暴露这一诱发因素，这也成为二者的鉴别要点。但"非 MT 性持续性摇摆性眩晕"满足 MdDS 新诊断标准（1）、（3）、（4），即二者有一些共同点，如均表现有类似的持续性摇摆性眩晕症状，暴露于被动运动刺激时其症状均可得到缓解，这给二者的诊断和鉴别诊断带来一些挑战。二者有各自不同的特点，症状表现也有所差别，"非 MT 性持续性摇摆性眩晕"的治疗反应也不及 MdDS。

相较于 MdDS，"非 MT 性持续性摇摆性眩晕"患者因不存在被动运动刺激暴露史似更容易被误诊为 PPPD，二者具有一些类似的刺激或诱发因素，但在 PPPD，主动运动（如患者的自行运动）或被动运动（如坐车）均可使其症状加重，这明显不同于"非 MT 性持续性摇摆性眩晕"，后者再暴露于被动运动刺激时其症状常可获缓解。尽管有学者就 MdDS、"非 MT 性持续性摇摆性眩晕"和 PPPD 的发生机理提出了一些理论学说，但目前尚缺少足够的证据支持将"非 MT 性持续性摇摆性眩晕"归为 MdDS 或 PPPD。

五、结语

近年来，尽管 MdDS 逐渐得到人们的认识与关注，相关临床研究也明显增多，但多数临床医师对其了解仍很有限，许多 MdDS 患者常常难以获得明确的诊断和及时有效的治疗。目前对 MdDS 的认识尚存在有一些分歧和争论，有待于今后通过进一步深入细致的研究得到解决。

>>> 参 考 文 献 <<<

[1] CHA Y H, BALOH R W, CHO C, et al. Mal de débarquement syndrome diagnosticcriteria: consensus document of the classification committee of the Bárány society [J]. J Vestib Res, 2020, 30: 285 – 293.

[2] SAHA K C, FIFE T D. Mal de débarquement syndrome: review andproposed diagnostic criteria [J]. Neurol Clin Pract, 2015, 5: 209 – 215.

[3] HAIN T C, CHERCHI M. Mal de débarquement syndrome [J]. Handb Clin Neurol, 2016, 137: 391 – 395.

[4] VAN OMBERGEN A, VAN ROMPAEY V, MAES L K, et al. Mal de débarquement syndrome: a systematic review [J]. J Neurol, 2016, 263: 843 – 854.

[5] MACKE A, LEPORTE A, CLARK B C. Social, societal, and economic burden of mal de débarquement syndrome [J]. J Neurol, 2012, 259: 1326 – 1330.

[6] MUCCI V, CANCERI J M, BROWN R, et al. Mal de débarquement syndrome: a survey on subtypes, misdiagnoses, onset and associated psychological features [J]. J Neurol, 2018, 265: 486 – 499.

[7] HUPPERT D, BENSON J, BRANDT T. A historical view of motionsickness-a plague at sea and on land, also with military impact [J]. Front Neurol, 2017, 8: 114.

[8] IRWIN J A. The pathology of sea-sickness [J]. Lancet, 1881, 118(3039): 907 – 909.

[9] SAHA K C, CHA Y H. Mal de de débarquement syndrome [J]. Semin Neurol, 2020, 40: 160 – 164.

[10] BROWN J J, BALOH R W. Persistent mal de débarquement syndrome: a motion-induced subjective disorder of balance [J]. Am J Otolaryngol, 1987, 8: 219 – 222.

[11] CANCERI J M, BROWN R, WATSON S R, et al. Examination of current treatments and symptom management strategies used by patients with mal de débarquement syndrome [J]. Front Neurol, 2018, 9: 943.

[12] CHA Y H, CUI Y Y, BALOH R W. Comprehensive clinical profile of mal de débarquement syndrome [J]. Front Neurol, 2018, 9: 261.

[13] BISDORFF A, VON BREVERN M, LEMPERT T, et al. Classification of vestibular symptoms: towards an international classification of vestibular disorders [J]. J Vestib Res, 2009, 19: 1 – 13.

[14] BEH S C, CHIANG H S, SANDERSON C. The Interconnections of mal de débarquement syndrome and vestibular migraine [J]. Laryngoscope, 2021, 131: e1653 – e1661.

[15] JEON S H, PARK Y H, OH S Y, et al. Neural correlates of transient mal de débarquement syndrome: activation of prefrontal and deactivation of cerebellar networks correlate with neuropsychological assessment

[J]. Front Neurol, 2020, 11: 585.

[16] CHA Y, CHAKRAPANI S, CRAIG A, et al. Metabolic and functional connectivity changes in mal de débarquement syndrome [J]. PLoS One, 2012, 7: e49560.

[17] YUAN H, SHOU G, GLEGHORN D, et al. Resting state functional connectivity signature of treatment sffects of repetitive transcranial magnetic stimulation in mal de débarquement syndrome [J]. Brain Connect, 2017, 7: 617 – 626.

[18] 单希征, 石丽亚, 王恩彤, 等. 6056 例住院眩晕病例的临床流行病学分析 [J]. 北京医学, 2019, 41: 46 – 51.

[19] ROBERTS R A, JACOBSON G P, HATTON K. Multiple cooccurring vestibular disordersidentified using the dizziness symptom profile [J]. Am J Audiol, 2020, 29: 410 – 418.

[20] GOLDING J F. Motion sickness [J]. Handb Clin Neurol, 2016, 137: 371 – 372.

[21] LEMPERT T, OLESEN J, FURMAN J, et al. Vestibular migraine: diagnostic criteria [J]. J Vestib Res, 2012, 22: 167 – 172.

[22] STAAB J P, ECKHARDTHENN A, HORII A, et al. Diagnostic criteria for persistent postural-perceptual dizziness (PPPD): consensus document of the committee for the classification of vestibular disorders of the Bárány society [J]. J Vestib Res, 2017, 27: 191 – 208.

[23] DAI M, COHEN B, CHO C, et al. Treatment of the mal de débarquement syndrome: a 1-year follow-up [J]. Front Neurol, 2017, 8: 175.

第十一节　巴拉尼协会《上半规管裂综合征诊断标准》解读

　　2021 年 3 月巴拉尼协会在《前庭研究杂志（电子版）》上发布了《上半规管裂综合征诊断标准》。该诊断标准的执笔作者中的 5 位耳鼻咽喉 – 头颈外科专家分别来自美国、荷兰、比利时和德国，1 位神经科专家来自澳大利亚，具有学术权威性。巴拉尼协会《上半规管裂综合征诊断标准》规范了全球临床医师对这一疾病的诊断。本文主要针对这一诊断标准进行详细解读，报告如下。

一、上半规管裂综合征（superior canal dehiscence syndrome, SCDS）的概念

　　SCDS 的发现与 Tullio 现象密切相关。Tullio 在 1926 年首先报道，声音能诱发出眼震和眩晕，后人称为 Tullio 现象。1998 年美国约翰斯·霍普金斯大学耳鼻喉 – 头颈外科的 Minor 教授首先报道了 SCDS，其核心的症状就是 Tullio 现象，即声音诱发的眩晕和眼震。

目前认为，引起 Tullio 现象的原因有 10 多种，包括上半规管骨性裂、耳硬化、先天性梅毒、梅尼埃病、外淋巴瘘、胆脂瘤侵犯半规管、头部外伤、镫骨切除术后、鼓膜乳突切除术后、先天性耳聋、血清阴性型莱姆病、咽鼓管塌陷综合征和中耳骨瘤等，而上半规管裂是引起 Tullio 现象的最常见原因。

巴拉尼协会认为，上半规管骨性裂患者可能会出现压力或声音诱发的眩晕、骨导听觉过敏和搏动性耳鸣。一旦上半规管骨性裂患者出现上述症状，则称为 SCDS。SCDS 不但包括特定的声音或压力变化触发的急性眩晕发作，还包括由脑脊液压力变化导致的迷路淋巴流动所产生的慢性失衡。而头的振动、呼吸变化和头位改变均能引起脑脊液压力发生变化。

二、SCDS 的流行病学情况

首先报道 SCDS 的美国约翰斯·霍普金斯大学 Minor 教授的团队在尸检颞骨解剖研究中发现，上半规管骨性裂的流行率为 0.7%，但不清楚解剖上存在上半规管骨性裂的个体是否都有声音诱导的眩晕或听觉过敏等临床表现，所以尚不能认为 SCDS 的流行率与上半规管骨性裂的流行率一致。目前尚无针对 SCDS 的流行病学调查结果。但研究提示，患者多在 50 ~ 60 岁时出现 SCDS 症状。SCDS 对男性和女性都有影响，有文献报道，在 SCDS 患者中，女性（60.5%）占比更高；另有文献报道，在上半规管骨性裂无症状者中，男性（67.2%）占比更高。儿童 SCDS 多存在听觉过敏和头晕症状，且与成人症状不同的可能的原因是表达能力有限。

三、巴拉尼协会发布《上半规管裂综合征诊断标准》的内容

1. 诊断 SCDS 需要满足下列全部条件

（1）至少有 1 项下述症状与内耳第三窗病理生理相一致：①对声音的骨导过敏，详见注解（1）；②时间锁定的声音诱导的眩晕和（或）振动幻视，详见注解（2）；③时间锁定的加压诱导的眩晕和（或）振动幻视，详见注解（3）；④搏动性耳鸣。

（2）至少有 1 项下述检查结果提示内耳存在第三窗：①声音或中耳压力改变或脑脊液压力改变，诱发出上半规管兴奋性或抑制性眼震，详见注解（4）；②低频骨导阈值下降，详见注解（5）；③前庭诱发肌源性电位（vestibular evoked myogenic potentials，VEMP）反应增强，其中颈性前庭诱发肌源性电位（cervical vestibular evoked myogenic potentials，cVEMP）阈值下降或眼性前庭诱发肌源性电位（ocular vestibular evoked myogenic potentials，oVEMP）幅度增加，详见注解（6）。

（3）多平面重建的高分辨 CT 能发现上半规管骨性裂，详见注解（7）。

（4）不能用其他前庭疾病更好地解释。

2．关于以上诊断标准的注解

（1）包括患耳听自己的声音很大、声音改变，如能听到自己眼球运动的声音、眨眼的声音、颞颌关节发出的嘎嘎声、捻发音、脚步声。

（2）重复施加低频强声刺激，能诱导出眩晕和（或）振动幻视（Tullio 现象）。"时间锁定"是指在声音刺激期间上述症状才出现。

（3）压力诱发的眩晕和（或）振动幻视在使用 Valsalva 手法（闭住口鼻、中等力量呼气）时能出现，或在改变耳道压力时能出现。眩晕和振动幻视在施压时出现，在压力释放时消失。

（4）在就诊时最好使用视频眼震观察仪器或弗伦泽眼镜（Frenzel goggles）观察眼震。在刺激期间，眼球应在上半规管平面运动。当患者的眼球看患耳方向时，眼震更为明显，表现为垂直而非旋转眼震。可以对每只耳施加不同频率、强度的声音刺激，也可以用手指堵耳的方法对外耳道施压，或者使用 Valsalva 手法施压。

（5）SCDS 最典型的异常是骨导阈值下降，正常人听不到的声音刺激，患者还能听到。然而，由于感音性耳聋可以与 SCDS 共存，这种情况下骨导阈值不会低于正常人，但仍然比气导阈值低。在解释气导 - 骨导阈值差时，一定要综合分析，需排除中耳病变，才能支持 SCDS 诊断。一些患者可能只有听觉症状，无前庭症状，但仍可能满足诊断标准中的（1）和（2）的要求，最终仍能诊断 SCDS。

（6）SCDS 患耳的 cVEMP 阈值下降，而 oVEMP 幅度可能增加。VEMP 阈值和幅度要与对侧相比，以便排除检测误差。

（7）CT 扫描的空间分辨率应接近 0.2 mm 或更高。平行上半规管平面重建或与垂直上半规管平面重建，以便证明上半规管骨性裂的存在。

四、《上半规管裂综合征诊断标准》的解读

1．关于 SCDS 的症状

SCDS 患者的症状存在多样性，一些患者听力相关症状多，而另一些患者前庭相关症状多。但是，只要患者的症状满足诊断标准（1）中第三窗病理生理所决定的四项症状中的一项即可。

骨导听觉过敏是由于存在的第三窗使得传导阻力下降。患者经常报告受累耳有搏动性耳鸣，可能是（动脉搏动声音）通过半规管裂处的硬膜传导过来的。

声音或压力诱导的眩晕是由于经前庭窗传导的压力奔向半规管裂处要经过迷路感觉上皮细胞，所以症状仅在声音或压力刺激期间出现。

偏头痛患者也报告在头痛发作过程中出现听觉过敏（畏声）和眩晕/头晕，声音刺激停止后，上述症状仍可存在；在偏头痛发作间歇期对声音刺激无反应。而 SCDS 患者不论何时受到足够强的声音刺激都会出现症状。

2. 关于眼震

Minor 教授首次报道 SCDS 病例时，均有受累的上半规管平面的眼震。进一步研究发现，当对受累耳施加刺激时，能观察到眼震，符合第三活动窗的病理生理。当大的低频声音或正压被输送到受累耳时，引起存在骨裂的上半规管内淋巴远离壶腹或兴奋性冲动产生。使用 Valsalva 手法时，引起内淋巴向壶腹流动或抑制性冲动产生。

3. VEMP

Minor 教授团队研究发现，SCDS 病例的 VEMP 反应增强。其中 cVEMP 的阈值下降，cVEMP 阈值对于 SCDS 的敏感度和特异性均 >80%，但是取决于所用参数；oVEMP 对于 SCDS 的敏感度和特异性也较高。如果患者既往做过中耳手术，VEMP 反应消失。内耳硬化患者 VEMP 反应亦会消失。

4. CT 扫描

一项综述研究报道，在一家三级诊所，CT 报告上半规管骨性裂比例为 9%。其中的一些病例可能是假阳性，因为 Minor 团队尸检报道的上半规管裂流行率为 0.7%。由于高分辨 CT 的分辨率接近 0.2 mm，观察骨质薄（骨质层厚 <0.1 mm）时很可能被看成上半规管裂，所以 CT 检查上半规管骨性裂的流行率高于尸检报道上半规管骨性裂的流行率。另一项使用高分辨 CT 进行的研究显示，在无症状人群中上半规管骨性裂的流行率为 2%，其中应该也存在一定的假阳性率。因此，不能仅靠 CT 扫描结果诊断 SCDS。将来随着更高分辨率的 CT 问世，上半规管骨性裂的检出才可能会更为准确。

5. MRI

目前与高分辨 CT 相比，MRI 还不适合用于检查上半规管裂。所以，在 SCDS 的诊断标准中没有提及 MRI 检查。

6. 鉴别诊断

其他能引起内耳骨迷路出现第三活动窗的疾病，也会出现与 SCDS 类似的症状，且针对第三活动窗的试验阳性，但高分辨 CT 却观察不到上半规管骨性裂，这些情况包括：①继发性 SCDS：Minor 团队研究发现，脑膜瘤或骨纤维发育不良都可能引发内耳迷路第三活动窗。怀疑存在继发性 SCDS 时，可以使用 MRI 检查。②其他半规管骨性裂：后半规管和水平半规管也可能存在骨性裂，能引起与 SCDS 类似的症状和体征。最主要的鉴别依据是在高分辨 CT 上观察哪个半规管存在骨性裂。③外淋巴瘘：迷路外淋巴瘘患者可以表现出声音或压力诱导的眩晕，类似 SCDS。但其通常有明确的病因，往往是在镫骨切除术后、耳蜗植入术后、压力性创伤或胆脂瘤侵蚀迷路后发生 Tullio 现象。④梅尼埃病：一些梅尼埃病患者报告声音或压力改变能触发短暂的眩晕，这可能是由于梅尼埃病患者膜迷路水肿不断进展，导致膜迷路黏附在镫骨底板上。此类患者不完全符合 SCDS 的诊断标准，而自发性眩晕、感音性耳聋和波动性听力下降等梅尼埃病的症状非常显著。⑤VM 和 PPPD：这两种患者可以主诉声音诱导的眩晕和听觉过敏，持续时间要比 SCDS 长。VM 患者经常报告光线、移动视觉刺激和强声刺激能诱发头晕，但头晕的存在时间要长于暴露于这些刺激的时间。而 SCDS 只在暴露于声音刺激时间内诱发眩晕。VM 和 PPPD 对于所有外部刺激都过敏，且经常与 SCDS 共存。⑥咽鼓管功能障碍：患有咽鼓管张开功能障碍时，会出现与 SCDS 类似的听觉症状，但 SCDS 患者听到自己鼻呼吸声比较罕见，而这一现象却常见于咽鼓管张开功能障碍患者。

五、小结

虽然人们认识 SCDS 已有 20 多年，但在巴拉尼协会制定《上半规管裂综合征诊断标准》前，世界各地一直没有统一的诊断标准。巴拉尼协会的这一诊断标准使世界各地的医师能使用统一的标准对 SCDS 患者进行诊断，并在统一的条件下研究预后、流行率、手术治疗的风险和获益。但是，该诊断标准也只是基于世界各地学者对 SCDS 大约 20 年的研究结果制定的，以后随着新的研究证据的不断积累，该诊断标准也会不断再版更新。掌握或了解巴拉尼协会制定的《上半规管裂综合征诊断标准》，可以使我国从事眩晕医学的临床工作者的临床工作和研究与国际接轨，最终使 SCDS 患者获益。

>>> 参 考 文 献 <<<

[1] WARD B K, VAN DE BERG R, VAN ROMPAEY V, et al. Superior semicircular canal dehiscence syndrome: diagnostic criteria consensus document of the committee for the classification of vestibular disorders of the Bárány society [J]. J Vestib Res, 2021, 31: 131 - 141.

[2] SUZUKI M, KITAJIMA N, USHIO M. Changes in the tullio phenomenon and the fistula sign in the course of endolymphatic hydrops [J]. ORL J Otorhinolaryngol Relat Spec, 2003, 65: 125 - 128.

[3] MINOR L B, SOLOMON D, ZINREICH J S, et al. Sound-and/or pressure-induced vertigo due to bone dehiscence of the superior semicircular canal [J]. Arch Otolaryngol Head Neck Surg, 1998, 124: 249 - 258.

[4] BERNING A W, ARANI K, BRANSTETTER B F. Prevalence of superior semicircular canal dehiscence on high-resolution CT imaging in patients without vestibular or auditory abnormalities [J]. AJNR Am J Neuroradiol, 2019, 40: 709 - 712.

[5] CAREY J P, MINOR L B, NAGER G T. Dehiscence or thinning of bone overlying the superior semicircular canal in a temporal bone survey [J]. Arch Otolaryngol Head Neck Surg, 2000, 126: 137 – 147.

[6] GODDARD J C, WILKINSON E P. Outcomes following semicircular canal plugging [J]. Otolaryngol Head Neck Surg, 2014, 151: 478 – 483.

[7] HUNTER J B, PATEL N S, O'CONNELL B P, et al. Cervical and ocular VEMP testing in diagnosing superior semicircular canal dehiscence [J]. Otolaryngol Head Neck Surg, 2017, 156: 917 – 923.

[8] LAGMAN C, ONG V, CHUNG L, et al. Pediatric superior semicircular canal dehiscence: illustrative case and systematic review [J]. J Neurosurg Pediatr, 2017, 20: 196 – 203.

[9] CREMER P D, MINOR L B, CAREY J P, et al. Della santina, eye movements in patients with superior canal dehiscence syndrome align with the abnormal canal [J]. Neurology, 2000, 55: 1833 – 1841.

[10] WELGAMPOLA M S, MYRIE O A, MINOR L B, et al. Vestibular-evoked myogenic potential thresholds normalize on plugging superior canal dehiscence [J]. Neurology, 2008, 70: 464 – 472.

[11] ZHOU G, POE D, GOPEN Q. Clinical use of vestibular evoked myogenic potentials in the evaluation of patients with air-bone gaps [J]. Otol Neurotol, 2012, 33: 1368 – 1374.

[12] WILLIAMSON R A, VRABEC J T, COKER N J, et al. Coronal computed tomography prevalence of superior semicircular canal dehiscence [J]. Otolaryngol Head Neck Surg, 2003, 129: 481 – 489.

[13] CURTIN H D. Superior semicircular canal dehiscence syndrome and multi-detector row CT [J]. Radiology, 2003, 226: 312 – 314.

[14] SPEAR S A, JACKSON N M, MEHTA R, et al. Is MRI equal to CT in the evaluation of thin and dehiscent superior semicircular canals? [J]. Otol Neurotol, 2016, 37: 167 – 170.

[15] CRANE B T, CAREY J P, MCMENOMEY S, et al. Meningioma causing superior canal dehiscence syndrome [J]. Otol Neurotol, 2010, 31: 1009 – 1010.

[16] GODDARD J C, GO J L, FRIEDMAN R A. Fibrous dysplasia causing superior canal dehiscence [J]. Otol Neurotol, 2013, 34: e1 – e2.

[17] BLAKE D M, TOMOVIC S, VAZQUEZ A, et al. Cochlear-facial dehiscence: a newly described entity [J]. Laryngoscope, 2014, 124: 283 – 289.

[18] LOPEZ-ESCAMEZ J A, CAREY J P, CHUNG W H, et al. Diagnostic criteria for Ménière's disease [J]. J Vestib Res, 2015, 25: 1 – 7.

[19] WARD B K, CAREY J P, MINOR L B. Superior canal dehiscence syndrome: lessons from the first 20 years [J]. Front Neurol, 2017, 8: 177.

[20] ZHOU G, GOPEN Q, POE D S. Clinical and diagnostic characterization of canal dehiscence syndrome: a great otologic mimicker [J]. Otol Neurotol, 2007, 28: 920 – 926.

[21] 姜树军, 单希征, 杨本涛. 巴拉尼协会上半规管裂综合征诊断标准解读 [J]. 北京医学, 2022, 44 (8): 760 – 762.

第十二节　巴拉尼协会/国际头痛学会《儿童前庭性偏头痛和儿童复发性眩晕诊断标准》解读

　　2012 年巴拉尼协会/国际头痛学会（International Headache Society，IHS）发布了适用于成人的前庭性偏头痛和可能的前庭性偏头痛诊断标准，其中前庭性偏头痛诊断标准被纳入测试版国际头痛疾病分类第三版（ICHD-Ⅲβ）中，并在 2018 年出版的正式版国际头痛疾病分类第三版（ICHD-Ⅲ）中继续保留。虽然临床上也用上述标准对儿童进行诊断，但是此前巴拉尼协会一直没有正式发布儿童前庭性偏头痛诊断标准或可能的前庭性偏头痛诊断标准。

　　2020 年 12 月 29 日《前庭研究杂志（电子版）》刊登了巴拉尼协会/国际头痛学会《儿童前庭性偏头痛和复发性眩晕诊断标准》预印版，明确为 18 岁以下人群提供了前庭性偏头痛和可能的前庭性偏头痛诊断标准，并发布了儿童复发性眩晕诊断标准。

　　1964 年澳大利亚的 Basser 首先报道儿童良性阵发性眩晕（benign paroxysmal vertigo of childhood，BPVC）。2006 年美国加利福尼亚大学神经内科的 Baloh 团队将儿童良性阵发性眩晕和成人良性复发性眩晕看作是同一种综合征，统称良性复发性眩晕，但是一直未得到巴拉尼协会和国际头痛学会官方认可。2018 年正式出版的国际头痛疾病分类第三版（ICHD-Ⅲ）将儿童良性阵发性眩晕列入与偏头痛相关的发作性综合征项下，并介绍了诊断标准。但是此前巴拉尼协会一直没有发布儿童良性阵发性眩晕诊断标准。

　　在 2020 年 12 月 29 日巴拉尼协会/国际头痛学会发布的儿童前庭性偏头痛和复发性眩晕诊断标准预印版中明确提到，今后用"儿童复发性眩晕（recurrentvertigo of childhood，RVC）"名词取代"儿童良性阵发性眩晕"。

　　以下介绍巴拉尼协会/国际头痛学会新发布的儿童前庭性偏头痛、可能的儿童前庭性偏头痛和儿童复发性眩晕诊断标准。

一、巴拉尼协会/国际头痛学会确定的儿童前庭性偏头痛诊断标准与解读

　　（1）至少发作 5 次中到重度的前庭症状，每次发作持续 5 min ~72 h。

　　（2）目前或既往有先兆或无先兆的偏头痛病史。

　　（3）至少在半数的发作中，存在下述偏头痛 3 项特征中的 1 项。①头痛时至少有下述 4 项特征中的 2 项：位于一侧；搏动性；中到重度；体力活动导致加重。②畏光或畏声。③视觉先兆。

（4）年龄 <18 岁。

（5）不能用其他头痛、前庭综合征或疾病更好地解释。

儿童前庭性偏头痛诊断标准内容与 2012 年巴拉尼协会/国际头痛学会发布的适用于成人的前庭性偏头痛诊断标准核心内容基本一致，增加了年龄小于 18 岁的规定；但在内容的表达上更为流畅，便于理解和记忆。

二、巴拉尼协会/国际头痛学会可能的儿童前庭性偏头痛诊断标准与解读

（1）至少发作 3 次中到重度的前庭症状，每次发作持续 5 min ~ 72 h。

（2）仅存在儿童前庭性偏头痛诊断标准（2）或（3）中的 1 项。

（3）年龄 <18 岁。

（4）不能用其他头痛、前庭综合征或疾病更好地解释。

可能的儿童前庭性偏头痛诊断标准与 2012 年出版的适用于成人的可能的前庭性偏头痛诊断标准相比，要求的前庭症状发作次数不同。2012 年版可能的前庭性偏头痛诊断标准中规定要有 5 次发作性中到重度的前庭症状，而在可能的儿童前庭性偏头痛的诊断标准中，仅需要 3 次发作性中到重度的前庭症状。另外，可能的儿童前庭性偏头痛诊断标准中明确了年龄 <18 岁这个条件。其余内容二者之间无差别。

三、巴拉尼协会/国际头痛学会儿童复发性眩晕诊断标准与解读

（1）至少发作 3 次中到重度的前庭症状，每次发作持续 1 min ~ 72 h。

（2）不存在儿童前庭性偏头痛诊断标准中的 B 和 C 内容。

（3）年龄 <18 岁。

（4）不能用其他头痛、前庭综合征或疾病更好地解释。

上述儿童复发性眩晕诊断标准与 2018 年国际头痛学会所列出的儿童良性阵发性眩晕诊断标准相比，内容更加简洁、流畅。不仅仅用"儿童复发性眩晕"名词取代了"儿童良性阵发性眩晕"名词，还在诊断内容上进行了更替。

四、小结

综上所述，巴拉尼协会/国际头痛学会新发布的儿童前庭性偏头痛、可能的儿童前庭性偏头痛和儿童复发性眩晕的诊断标准，内容简洁，便于临床实用，有利于规范化临床诊断，为进一步进行全球范围的临床研究打下了基础。

>>> 参 考 文 献 <<<

［1］BEH S C, LEMPERT T, OLESEN J, et al. Vestibular migraine：diagnostic criteria［J］. J Vestib Res, 2012, 22：167 - 172.

［2］Headache Classifification Committee of the International Headache Society (IHS). The international classifification of headache disorders, 3rd edition (beta version)［J］. Cephalalgia, 2013, 33：629 - 808.

［3］Headache Classification Committee of the International Headache Society (IHS). The international classification of headache disorders, 3rd edition［J］. Cephalagia, 2018, 38：1 - 211.

［4］VAN DE BERG R, WIDDERSHOVEN J, BISDORFF A, et al. Vestibular migraine of childhood and recurrent vertigo of childhood：diagnostic criteria consensus document of the committee for the classification of vestibular disorders of the Bárány society and the international headache society［J］. J Vestib Res, 2020.

［5］BASSER L S. Benign paroxysmal vertigo of childhood［J］. Brain, 1964, 87(1)：141 - 152.

［6］LEE H, JEN J C, WANG H, et al. A genome-wide linkage scan of familial benign recurrent vertigo：linkage to 22q12 with evidence of heterogeneity［J］. Human Molecular Genetics, 2006, 15(2)：251 - 258.

［7］姜树军, 孙永海, 单希征, 等. 巴拉尼协会/国际头痛学会儿童前庭性偏头痛和复发性眩晕诊断标准解读［J］. 北京医学, 2021, 43(10)：1004 - 1006.

第十三节　巴拉尼协会《运动病诊断标准》解读

运动病最广为人知的症状是晕车、晕船、晕机。自从20世纪60年代实现太空飞行后，人类又发现了晕航天器现象。2021年2月巴拉尼协会分类委员会在《前庭研究杂志（电子版）》上发表了巴拉尼协会运动病诊断标准，该诊断标准所指的运动病，包括所有形式的物理运动和视觉运动诱发的运动病。现对其要点解读如下。

一、运动病的相关名词

在巴拉尼的运动病诊断标准文件中，运动病相关概念分为4个。首先是运动病（motion sickness, MS）和视觉诱发的运动病（visual induced motion sickness, VIMS），属于正常的生理反应，除了乘坐交通工具或处在运动的视觉刺激过程中，对人的日常活动没有很大的负面影响。但是当运动病和视觉诱发的运动病症状非常严重时，对人的正常生活产生影响，则被认为是运动病疾患（motion sickness disorder, MSD）和视觉诱发的运动病疾患（visual induced motion sickness disorder, VIMSD）。

二、运动病的发病机制

巴拉尼的运动病诊断标准文件认为，关于运动病的原理目前还没有统一的认识，占主要地位的假说是前庭和视觉之间的感觉冲突或神经信号不匹配。另外还有从感觉冲突假说中演化出的毒素假说，认为毒素干扰了感觉传入，造成前庭和视觉之间的感觉冲突。但最近有学者提出，运动病的发生是由于介导前庭信号的神经传导通路与介导恶心、呕吐反应的神经传导通路非常接近的结果。

三、运动病的诊断标准

（一）运动病/视觉诱发的运动病诊断标准

此处的运动病是指人的物理运动诱发的运动病症状，而视觉诱发的运动病是指由于视觉运动诱发的运动病症状，二者共用一个诊断标准。诊断需要满足下述（1）~（4）条件。

（1）人的物理运动或视觉运动诱发的下列方面中的一个方面的严重的而非轻度的体征和症状：恶心或胃肠紊乱；体温调节混乱（出冷汗或皮肤苍白）；觉醒改变（嗜睡、疲劳）；头晕和（或）眩晕；头痛或眼部不适感。

（2）体征/症状在运动过程中出现，并随着运动时间增长而逐渐增强。

（3）运动停止后体征/症状最终停止。

（4）体征/症状不能用其他紊乱或疾病更好地解释。

注解：

（1）许多种类的物理刺激能触发运动病。有人对所有类型的运动高度易感，有人只对其中一种类型的运动易感。典型的物理运动刺激种类有：乘坐水上、空中、陆地的各种交通工具，娱乐设施，低频摇晃的建筑物，实验室中的前庭刺激及太空飞行中进入轨道和返回地面。

（2）视觉刺激可能存在于虚拟现实设施、模拟器、电影、电脑显示屏、移动录像、手机显示屏或者在行走或骑行中看手机时。有时候视觉运动刺激与物理运动刺激并存。

（3）腹部不适通常是运动病的早期胃肠表现。这种不适可能包括食道或胃上部。恶心可以是轻微或严重的，恶心严重时可出现呕吐。呕吐通常发生在出现症状后的 60 min 之内。视觉运动诱发的运动病很少出现呕吐。

（4）在运动病过程中，出冷汗，并伴随着其他自主神经体征和症状。

（5）所谓运动病的唤醒状态改变，指的是由运动病引起的疲劳和嗜睡、头脑不清晰等改变。要注意除外其他疾病引起的这些症状。

（6）运动病可以出现头晕和眩晕。视觉诱发的运动病所出现的头晕有一个延迟过程，而视觉诱发的头晕是在视觉受到复杂刺激的同时立即出现。

（7）偏头痛或前庭性偏头痛患者对运动病和视觉诱发的运动病高度易感，但是运动所触发的头痛不一定是偏头痛。

（8）运动刚开始就立即出现症状或最强症状，要怀疑是其他情况，而非运动病。

（9）运动病的起病必须是在运动刺激过程中，不会在运动刺激结束后才起病。

（10）运动病与视觉诱发运动病可以同时发生，如果患者有运动异常、视觉异常和前庭功能异常，则运动病症状可能会加重。

（二）运动病疾患/视觉诱发的运动病疾患诊断标准

运动病疾患的刺激为人体的物理运动，视觉诱发的运动病疾患的刺激为视觉运动，二者共用一个诊断标准。诊断需要满足下述（1）~（5）条件。

（1）至少出现过 5 次在同样的或相似的运动刺激触发下出现的运动病/视觉诱发的运动病发作。

（2）体征/症状的出现依赖于相同的或相似的运动刺激。

（3）反复暴露在同样的或相似的运动刺激条件下，体征/症状并不显著减弱。

（4）体征/症状导致下列一个或多个行为反应：改变运动以终止运动病体征/症状；躲避触发运动病的运动刺激；在暴露于运动刺激之前就出现逃避冲动。

（5）体征/症状不能更好地用其他的疾病或失调解释。

注解：

运动病疾患/视觉诱发的运动病疾患的核心特征是反复进行同样的运动病刺激不能产生习服。在同一个人身上，运动病疾患和视觉诱发的运动病疾患可以同时存在。关于运动病疾患和视觉诱发的运动病疾患的发病机制还不清楚。

四、运动病的临床特征

1. 运动病的流行情况

运动病在青春期前的儿童中的患病率为 35%~43%，在年轻人中的患病率为 25%。随着年龄的增长，患病率有下降的趋势。而视觉诱发的运动病的患病率根据刺激类型和视觉内容不同而报道结果不一，在 1%~60%，但老年人中的患病率比年轻人的患病率高。运动病在女性中的流行率偏高，视觉诱发的运动病在性别间的差异报道结果不一。

2. 运动病伴随的疾病

在偏头痛患者当中，运动病发生率高，至少 50% 儿童时期患有偏头痛的患者，自我报告患有运动病。外周前庭功能减退及丧失后，运动病不易发生，但视觉诱发的运动病与外周前庭功能的关系不清。对于前庭神经炎，在急性期容易发生运动病，在慢性期不容易发生运动病。双侧前庭功能不对称与运动病发生的关系尚不明确。

3. 运动病的实验室检查

目前在实验室中已经建立了一些诱发运动病的方法，但这些检查方法目前仅用于科研，还未用于临床诊断。换言之，运动病的诊断靠病史、症状和体征，尚不需要实验室检查结果作为诊断依据。

五、小结

运动病是一个古老的疾病，自从希波克拉底首先描述该病到现在已经有两千多年的历史，但是直到巴拉尼协会出台运动病诊断标准之前，临床上一直没有成型的诊断标准。以德国海军研究院为代表的研究机构所使用的运动诊断方法是：病史加上排除神经、耳鼻喉、胃肠、骨科疾病和感染等原因，最后确立运动病诊断。巴拉尼协会出台的运动病诊断标准，依靠病史、临床症状和体征，不需要实验室检查，简洁实用，便于各级诊所和医院使用。我们预计巴拉尼的运动病诊断标准对我国的运动病临床研究将会有所帮助。

>>> 参 考 文 献 <<<

[1] 段博，姜树军，徐洪涛. 航海运动病防治研究进展 [J]. 中国研究型医院杂志，2017，17：42-46.

[2] CHA Y H, GOLDING J, KESHAVARZ B, et al. Motion sickness diagnostic criteria: consensus document of the classification committee of the Bárány society [J]. J Vestib Res, 2021, 31(5): 327-344.

[3] KOCH A, CASCORBI I, WESTHOFEN M, et al. The neurophysiology and treatment of motion sickness [J]. Dtsch Arztebl Int, 2018, 115: 687-96.

[4] 单希征，姜树军，高云，等. 巴拉尼协会运动病诊断标准解读 [J]. 北京医学，2021，43(10)：1005-1006.

第十四节　巴拉尼协会/国际头痛学会《前庭性偏头痛诊断标准及文件更新》解读

2012 年，巴拉尼协会联合国际头痛学会发布了《前庭性偏头痛诊断标准》，随后 IHS 于 2018 年将该标准列入国际头痛分类-3（International Classification of Headache

Disorders-3，ICHD-3）正式版文件中，2021 年巴拉尼协会联合 IHS 又对该诊断标准文件的内容进行了更新。《前庭性偏头痛诊断标准文件更新》的执笔作者在 2012 年《前庭性偏头痛诊断标准》的 10 位执笔作者的基础上又增加了 1 位神经内科专家。11 位执笔作者分别来自德国、美国、丹麦、澳大利亚、英国、卢森堡和意大利，其中耳鼻喉科临床专家 2 人，神经基础科学家 2 人，神经内科临床专家 7 人，具有学科广泛代表性。

一、前庭性偏头痛的研究概述

早在 19 世纪，一些神经内科医师就注意到偏头痛和眩晕之间存在关联，约 100 年后医学界开始系统地研究偏头痛和眩晕的关系。在最近的几十年中，医学界才认定 VM 是一种独立的疾病。VM 的曾用名词为偏头痛相关眩晕/头晕（migraine-associated vertigo/dizziness）、偏头痛相关前庭疾病（migraine-related vestibulopathy）和偏头痛性眩晕（migrainous vertigo）。

二、VM 的流行病学特征

调查显示，VM 是最常见的前庭疾病，VM 患者占普通人群的 1.0% ~ 2.7%，占头晕专科诊所患者的 11%，占头痛专科诊所患者的 13%。65% ~ 85% 的 VM 患者为女性。此外，VM 在数个家系中呈常染色体显性遗传。

三、《前庭性偏头痛诊断标准文件更新》中 VM 的诊断标准

（一）VM 的诊断标准

（1）至少发作 5 次前庭症状，中到重度，每次发作持续 5 min ~ 72 h，详见注解（1）~（3）。

（2）目前或既往存在根据 ICHD-3 标准诊断的有先兆或无先兆的偏头痛，详见注解（4）。

（3）至少在 50% 的前庭症状发作中存在下述 1 ~ 3 项偏头痛特征中的 1 项，详见注解（5）：①头痛时至少有 a ~ d 特点中的 2 项，即 a. 位于一侧；b. 搏动性；c. 中到重度；d. 体力活动导致加重。②畏光和畏声，详见注解（6）。③视觉先兆，详见注解（7）。

（4）不能用其他前庭疾病或 ICHD-3 头痛疾病更好地解释，详见注解（8）。

（二）可能的 VM 诊断标准

（1）至少发作 5 次前庭症状，中到重度，每次发作持续 5 min ~ 72 h，详见注解（1）~（3）。

（2）仅存在 VM 诊断标准（2）或（3）中的 1 项（偏头痛病史或发作时的偏头痛特征）。

（3）不能用其他前庭疾病或 ICHD-3 头痛疾病更好地解释，详见注解（8）。

（三）关于上述两项诊断标准中的注解

（1）前庭症状由巴拉尼协会定义，包括自发性眩晕中的内在性眩晕（一种自我运动的错觉）和外在性眩晕（看到周围环境在旋转或流动）、位置性眩晕（头位变动后发生的眩晕）、视觉诱发性眩晕（由复杂的视觉刺激或较大物体移动的视觉刺激所触发的眩晕）、头动诱发的眩晕（发生在头动过程中的眩晕）及头动诱发的头晕伴恶心（头晕的特征是空间方位感混乱）。其他形式的头晕目前未包括在 VM 前庭症状诊断标准中。

（2）中度前庭症状为可干扰日常活动，但未造成无法进行日常活动的后果；重度前庭症状为无法进行日常活动。

（3）前庭症状发作时间变化较大，其中 30% 的患者为数分钟，30% 为数小时，30% 为数天，其余 10% 为数秒。对于前庭症状发作持续时间为数秒的患者，前庭症状多在头运动时、视觉刺激时或头位变动后出现，前庭症状发作持续时间的计算是反复发生眩晕/头晕的时间总和。对于前庭症状发作时间长的患者，症状最长可达 4 周。然而，大部分 VM 患者的前庭症状的持续时间不超过 72 h。

（4）根据 ICDH-3 中的 1.1 和 1.2 节内容诊断的偏头痛。

（5）在一次发作中，只要出现 1 个前庭症状就能满足诊断需要。在不同的发作中，出现的前庭症状可以不同。在前庭症状发作前、发作中和发作后可以出现伴随症状。

（6）畏声是指因声音产生的不适。畏声是短暂的、双耳性，其特点有别于重振，因为重振往往是持续的、单耳性。听力下降耳的重振导致耳对声音的感受增强，因此会对大的声音感知失真。

（7）视觉先兆的特征是眼前出现明亮的闪烁光线或者锯齿状的线条，经常伴有干扰阅读的盲点。视觉先兆通常会扩展，一般会持续 5~20 min，但少于 60 min；经常出现在视野的半侧象限，但并不总是局限于视野的半侧象限。其他类型的偏头痛先兆，如感觉或语言障碍先兆，不包括在诊断标准中，因为这些先兆表现没有那么具体，加之绝大部分患者的先兆是视觉先兆。

（8）病史和查体不提示存在其他前庭疾病，或者经过适当的检查排除其他前庭疾病的可能性，或者是其他前庭疾病作为独立存在的共病与 VM 发作同时存在，但其共病与 VM 能被清晰地区别开来。偏头痛发作可以由前庭刺激引起，因此鉴别诊断应包括其他伴有偏头痛发作的前庭疾病。

四、鉴别诊断

1. 梅尼埃病

研究显示，偏头痛在梅尼埃病患者中要比健康对照患者更常见，即梅尼埃病经常与VM共存。偏头痛和梅尼埃病可以同时遗传给下一代。波动性听力下降、耳鸣和听力下降可能发生于VM患者，但听力下降不会很严重。而且，与慢性梅尼埃病患者的单侧或不对称的慢性听力下降相比，VM的慢性听力下降通常是双侧的。在梅尼埃病发作期间，出现偏头痛样头痛、畏光，甚至是偏头痛先兆都很常见。VM患者行内耳MRI检查，有时会发现与梅尼埃病的病理改变类似的内耳内淋巴积水。然而，VM与梅尼埃病之间的病理生理关系目前仍不能确定。

2. 眩晕发作期间出现的偏头痛

一些人进行双温试验后，会出现偏头痛发作，可能是前庭被激活的继发结果。因此，在眩晕发作期间出现偏头痛症状并不能证明就是VM。

3. 脑干先兆偏头痛

ICHD-3对脑干先兆偏头痛（既往称为基底型偏头痛）进行了严格的定义。尽管60%的脑干先兆偏头痛患者存在眩晕症状，但ICHD-3要求诊断脑干先兆偏头痛至少应存在两种可逆的脑干症状，每种脑干症状持续5~60 min。

五、讨论

1. 儿童VM和可能与偏头痛相关的发作性眩晕综合征

2018年ICHD-3将BPVC定义为一种可能与偏头痛相关的发作性综合征。2021年巴拉尼协会联合IHS又制定了RVC诊断标准，用于取代BPVC，笔者已详细解读。

2. 前庭检查结果

根据患者报告的临床特征就足以诊断为VM。然而，对VM患者进行前庭检查，结果可以正常，也可以异常。若在VM症状缓解期检测到严重的听力丧失和完全的单侧或双侧前庭功能下降，通常提示存在其他疾病。

3. 慢性前庭性偏头痛

《前庭性偏头痛诊断标准文件更新》只给出了发作型VM的诊断标准，但VM还可能有慢性型，即慢性前庭性偏头痛（chronic vestibular migraine，CVM），诊断的时间条件是每月VM的前庭症状存在时间超过15天。在两次症状发作之间，多数VM患者存在一定程度视觉诱发的头晕、头部运动诱发的头晕或持续性头晕。在未来巴拉尼协会关于

VM 的再版文件中，CVM 可能会成为一个被正式认可的疾病。

4. 我国的 VM 诊断标准

2018 年，由中国医师协会神经内科医师分会疼痛和感觉障碍学组牵头制定了我国《前庭性偏头痛诊治专家共识（2018）》，该共识所使用的 VM 诊断标准的内容与 2012 年巴拉尼协会颁布的《前庭性偏头痛诊断标准》完全一致。

综上所述，无论成年人还是儿童，VM 都是发作性眩晕和头晕的常见原因之一。然而，诊断 VM 并不是一件轻而易举的工作，临床医师首先要排除引起眩晕和头晕的致命性疾病，准确了解患者的临床表现，熟练掌握 VM 的诊断标准，才能准确诊断 VM，从而指导患者去除诱因，并给予适当的对抗发作和预防发作的治疗，减轻患者的痛苦。

参 考 文 献

[1] LEMPERT T, OLESEN J, FURMAN J, et al. Vestibular migraine: diagnostic criteria [J]. J Vestib Res, 2012, 22: 167 – 172.

[2] Headache Classification Committee of the International Headache Society (IHS). The International Classification of Headache Disorders, 3rd, edition [J]. Cephalalgia, 2018, 38: 1 – 211.

[3] LEMPERTA T, OLESEN J, FURMAN J, et al. Vestibular migraine: diagnostic criteria, literature update 2021, consensus document of the Bárány society and the international headache society [J]. J Vestib Res, 2022, 32: 1 – 6.

[4] KAYAN A, HOOD J D. Neuro-otological manifestations of migraine [J]. Brain, 1984, 107: 1123 – 1142.

[5] FORMEISTER E J, RIZK H G, KOHN M A, et al. The epidemiology of vestibular migraine: a population-based survey study [J]. Otol Neurotol, 2018, 39: 1037 – 1044.

[6] NEUHAUSER H, LEOPOLD M, VON BREVERN M, et al. The interrelations of migraine, vertigo, and migrainous vertigo [J]. Neurology, 2001, 56: 436 – 441.

[7] CHO S J, KIM B K, KIM B S, et al. Vestibular migraine in multicenter neurology clinics according to the appendix criteria in the third beta edition of the international classification of headache disorders [J]. Cephalalgia, 2016, 36: 454 – 462.

[8] BISDORFF A, VON BREVERN M, LEMPERT T, et al. Classification of vestibular symptoms: towards an international classification of vestibular disorders [J]. J Vest Res, 2009, 19: 1 – 13.

[9] TEGGI R, COLOMBO B, ALBERA R, et al. Clinical features, familial history, and migraine precursors in patients with definite vestibular migraine: The VM-phenotypes projects [J]. Headache, 2018, 58: 334 – 344.

[10] MURDIN L, DAVIES R A, BRONSTEIN A. Vertigo as a migraine trigger [J]. Neurology, 2009, 73: 638 – 642.

[11] RADTKE A, LEMPERT T, GRESTY M A, et al. Migraine and Ménière's disease: is there a link? [J]. Neurology, 2002, 59: 1700 – 1704.

[12] NEFF B A, STAAB J P, EGGERS S D, et al. Auditory and vestibular symptoms and chronic subjective

dizziness in patients with Ménière's disease, vestibular migraine, and Ménière's disease with concomitant vestibular migraine [J]. Otol Neurotol, 2012, 33: 1235 – 1241.

[13] CHA Y H, KANE M J, BALOH R W. Familial clustering of migraine, episodic vertigo, and Ménière's disease [J]. Otol Neurotol, 2008, 29: 93 – 96.

[14] RADTKE A, VON BREVERN M, NEUHAUSER H, et al. Vestibular migraine: long-term follow up of clinical symptoms and vestibulo-cochlear findings [J]. Neurology, 2012, 79: 1607 – 1614.

[15] LOPEZ-ESCAMEZ J A, DLUGAICZYK J, JACOBS J, et al. Accompanying symptoms overlap during attacks of Ménière's disease and vestibular migraine [J]. Front Neurol, 2014, 5: 265.

[16] GURKOV R, KANTNER C, STRUPP M, et al. Endolymphatic hydrops in patients with vestibular migraine and auditory symptoms [J]. Eur Arch Otorhinolaryngol, 2014, 271: 2661 – 2667.

[17] LIU Y F, XU H. The intimate relationship between vestibular migraine and Ménière disease: a review of pathogenesis and presentation [J]. Behav Neurol, 2016, 3182735.

[18] VAN DE BERG R, WIDDERSHOVEN J, BISDORFF A, et al. Vestibular migraine of childhood and recurrent vertigo of childhood: diagnostic criteria consensus document of the committee for the classification of vestibular disorders of the Bárány society and the international headache society [J]. J Vestib Res, 2021, 31(1): 1 – 9.

[19] 姜树军, 孙永海, 单希征, 等. 巴拉尼协会/国际头痛协会儿童前庭性偏头痛和儿童复发性眩晕诊断标准解读 [J]. 北京医学, 2021, 43(10): 1004 – 1006.

[20] YOUNG A S, LECHNER C, BRADSHAW A P, et al. Capturing acute vertigo: a vestibular event monitor [J]. Neurology, 2019, 92: e2743 – e2753.

[21] KRAUTER R, LAUREN L, PASQUESIL L, et al. Broadening the vestibular migraine diagnosis criteria: a prospective cohort study on vestibular migraine subtypes [J]. J Vestib Res, 2022, 32(5): 453 – 463.

[22] BEH S C, MASROUR S, SMITH S V, et al. The spectrum of vestibular migraine: clinical features, triggers, and examination findings [J]. Headache, 2019, 59: 727 – 740.

[23] 于生元, 万琪, 王武庆, 等. 前庭性偏头痛诊治专家共识(2018) [J]. 中国疼痛医学杂志, 2018, 24(7): 481 – 488.

[24] DIETERICH M, OBERMANN M, CELEBISOY N. Vestibular migraine: the most frequent entity of episodic vertigo [J]. J Neurol, 2016, 263(Suppl 1): S82 – S89.

[25] 单希征, 韩鹏, 姜树军, 等. 巴拉尼协会/国际头痛学会《前庭偏头痛诊断标准文件更新》解读 [J]. 北京医学, 2022, 44(8): 757 – 759.

第十五节　巴拉尼协会《血管性眩晕/头晕诊断标准》解读

在急诊的眩晕和头晕患者中，3%～4%是急性卒中。急性眩晕/头晕主要由周围或中枢前庭系统功能障碍引起。虽然血管性病变（缺血和出血）不是导致前庭系统功能障碍的常见原因，但由于内耳缺血目前不能被 CT 或 MRI 检测出来，内耳迷路出血也仅仅在高分辨 MRI-3D-Flair 成像中有所显示，中枢前庭系统小梗死灶在发病后 48 h 内 MRI-DWI 检查可以是假阴性，加上累及脑干或小脑的小梗死灶可能表现为孤立性眩晕/头晕或不稳，这些都为确定急性眩晕/头晕的血管性原因增加了难度。而前庭中枢缺血病变发生后的治疗又有时间窗的要求，中枢前庭结构出血病变也需要紧急处理。所以快速、准确诊断急性眩晕/头晕的血管性原因，是临床上一项艰巨的任务。之前医学界鲜有相应的诊断标准，为了帮助一线临床医生迅速、准确诊断，国际上研究前庭疾病包括眩晕/头晕的权威学术组织巴拉尼协会，耗时 10 年，制定了血管性眩晕和头晕的诊断标准文件，预印本于 2022 年 5 月在《前庭研究杂志（电子版）》第 3 期上发表。因为血管性眩晕/头晕的原因以脑血管病为主，所以在该诊断标准的 9 位执笔作者中，8 位是神经内科专家，1 位是耳鼻喉科专家。

为了便于我国临床医生借鉴巴拉尼协会《血管性眩晕/头晕诊断标准》的精华，我们解读了该诊断标准文件的核心内容，并介绍了使用该诊断标准所需要的相关知识。文中所使用的眩晕、头晕和不稳等术语均为巴拉尼协会《前庭症状分类》所定义的概念。

一、血管性眩晕/头晕诊断标准文件使用的概念和术语

1. 眩晕/头晕

眩晕是指在没有自身运动时有自身运动的虚假感觉或在正常头部运动时有自身扭曲运动的虚假感觉。头晕是指空间定向能力受损或障碍的感觉，不伴有虚假运动或扭曲运动的感觉。该头晕概念较为抽象，我们在临床判断患者是否是头晕时常采用排除法，如果患者主诉头晕或眩晕，但经过询问，没有虚假运动感觉或扭曲运动感觉，则认定是头晕，而不是眩晕。不稳是指患者在坐、立或行走时不稳的感觉，无特定的方向性。

2. 急性前庭综合征（acute vestibular syndrome，AVS）

AVS 是指急性发作的眩晕或头晕伴随恶心、呕吐、对头部运动不耐受和不稳。患者的血管性眩晕/头晕通常表现为 AVS。根据 AVS 持续时间，血管性眩晕/头晕可分为急性延长性血管性眩晕/头晕（≥24 h）、短暂性血管性眩晕/头晕（<24 h）和处于演变中的急性短暂性血管性眩晕/头晕（正在发作的急性血管性眩晕/头晕，但尚未达到 24 h）。

3. 椎动脉压迫综合征

椎动脉压迫综合征，以前曾叫弓箭手综合征或弓猎人综合征、旋转性椎动脉综合征、旋转性椎动脉压迫综合征、旋转性椎动脉闭塞综合征等，是指在颈部旋转、颈部倾

斜时或颈部伸展过程中椎动脉受压所引发的发作性眩晕、眼震及晕厥的临床综合征。

4. HINTS

HINTS 是美国约翰斯·霍普金斯大学医学院神经内科和急诊科的 Newman-Toker 团队在 2009 年提出的眼征检查法，由 HIT、凝视眼震（gaze-evoked nystagmus）检查和眼偏斜遮挡试验（test of skew）3 部分组成。HINTS 是上述 3 个检查的英文单词缩写。HINTS 适用于急性前庭综合征的中枢和周围原因鉴别。在有急性眩晕的前提下，HIT 正常、凝视眼震阳性和眼偏斜均提示前庭中枢损害。

5. ABCD2 评分

ABCD2 是美国加州大学神经内科的 Johnston 等在 2007 年提出的用于预测卒中和短暂缺血发作（transient ischemia attack，TIA）风险的评分量表。ABCD2 中的 A 代表年龄，A≥60 岁计 1 分；B 代表血压，收缩压≥140 mmHg 或者舒张压≥90 mmHg 计 1 分；C 代表临床特征，单侧肢体力弱计 2 分，语言障碍而无肢体力弱计 1 分，任何其他症状计 0 分；第一个 D 代表症状持续时间，D < 10 min 计 0 分，D 为 10 ~ 59 min 计 1 分，D≥60 min 计 2 分；第二个 D 代表糖尿病，有糖尿病计 1 分。总和≥5 分，提示可能发生卒中或 TIA。2012 年加州大学急诊科 Navi 等报道，ABCD2 评分也能帮助识别急性眩晕/头晕患者的卒中原因，当评分总和 >4 分时，提示可能存在卒中。

二、血管性眩晕/头晕的诊断标准内容

巴拉尼协会的血管性眩晕/头晕诊断标准分为三个大部分：急性延长性血管性眩晕/头晕的诊断标准、短暂性血管性眩晕/头晕和演变中的急性血管性眩晕/头晕的诊断标准、椎动脉压迫综合征的诊断标准。

（一）急性延长性血管性眩晕/头晕的诊断标准

1. 确定的急性延长性血管性眩晕/头晕的诊断标准

（1）急性发作的眩晕、头晕或不稳，持续 24 h 或以上。

（2）大脑或内耳有缺血或出血的影像学证据，并与症状、体征和检查相符合。

（3）不能用其他疾病或紊乱更好地解释。

确定的急性延长性血管性眩晕/头晕应满足以上全部条件。

2. 可能的急性延长性血管性眩晕/头晕的诊断标准

（1）急性发作的头晕、眩晕或不稳，持续 24 h 或以上。

（2）至少存在以下 1 项：①有中枢神经系统局灶性损害的症状和体征，如偏瘫、感觉丧失、构音障碍和吞咽困难、严重的躯干共济失调或严重的姿势不稳。②至少有 1 项

HINTS 检查结果提示存在中枢病变（HIT 正常，或凝视诱发的方向改变的眼震阳性，或有明显的眼偏斜）。③存在其他的中枢眼运动异常，如中枢性眼球震颤、扫视障碍或平滑跟踪障碍。④血管事件风险增加：ABCD2 评分≥4 分，或有房颤。

（3）不能用其他疾病或紊乱更好地解释。

可能的急性延长性血管性眩晕/头晕应满足以上全部条件。

解读：

（1）当影像上有相应的急性病灶时，诊断为明确的急性长时间血管性眩晕/头晕并不困难。对于眩晕/头晕持续时间超过 24 h，而磁共振成像（MRI）包括弥散加权成像（DWI）上没有急性卒中证据时，不能除外血管性眩晕/头晕，因为在缺血性卒中发生后 48 h 内 12%~50% 的患者 MRI-DWI 检查不能发现病灶。在这种情况下，只能根据存在的局灶性中枢神经症状和体征、提示为中枢病变 HINTS 的检查结果、中枢性眼动异常、ABCD2 评分≥4 分、房颤，诊断为可能的急性长时间血管性眩晕/头晕。48 h 后需要复查头颅 MRI-DWI，以判定有无梗死。

（2）内听动脉通常是小脑前下动脉的一个分支，为内耳迷路供血。IAA 闭塞则发生内耳迷路梗死，出现急性眩晕和听力下降。迷路出血是一种非常罕见的疾病，常与头部创伤或出血疾病相关。它与迷路梗死一样，会出现急性眩晕和听力下降。AICA 区域梗死可能会出现孤立性眩晕。严重的躯干性共济失调或姿势不稳的是指患者在没有支撑的情况下不能保持坐姿或站姿。如果患者坐着就不稳，要考虑中枢病变。

（3）在 HINTS 的 3 项检查方法中，由于轻度的眼偏斜在床边检查时可能被忽略，加之小脑卒中不一定出现凝视诱发的方向改变的眼震，所以 HIT 就成了区分小脑卒中引起的孤立性眩晕和前庭神经炎引起的孤立性眩晕的最佳方法。

（4）ABCD2 评分≥4 分，提示患者发生脑梗死或 TIA 的风险非常高，虽然 MRI-DWI 上没有卒中证据，但结合患者眩晕/头晕超过 24 h，则提示是可能的急性长时间血管性眩晕/头晕。

（二）短暂性血管性眩晕/头晕和演变中的急性血管性眩晕/头晕诊断标准

1. 确定的短暂性血管性眩晕/头晕或演变中的急性血管性眩晕/头晕的诊断标准

（1）急性自发性眩晕、头晕或不稳，持续时间少于 24 h。

（2）有相应脑区缺血或出血的影像学证据。

（3）不能用其他疾病或紊乱更好地解释。

确定的短暂性血管性眩晕/头晕或演变中的急性血管性眩晕/头晕应满足以上全部条件。

2. 可能的演变中的急性血管性眩晕/头晕的诊断标准

（1）正在发作中的急性自发性眩晕、头晕或不稳超过 3 h，但尚未达到 24 h。

（2）至少存在以下 1 项：①有局灶性中枢神经系统症状和体征，或严重的姿势不稳。②HINTS 检查至少有 1 项结果提示中枢病变（头部冲动测试正常，或凝视诱发方向改变的眼震阳性，或明显眼偏斜）。③其他中枢性眼球运动异常（如中枢性眼球震颤、眼球扫视障碍或平滑跟踪障碍）。④新出现的中度至重度头颈部疼痛。⑤血管事件的风险增加：ABCD2 评分为 ≥4 分，或房颤。⑥椎基底动脉系统的一个动脉分支显著狭窄（>50%）。

（3）不能用其他疾病或紊乱更好地解释。

可能的演变中的急性血管性眩晕/头晕应满足以上全部条件。

3. 可能的短暂性血管性眩晕/头晕诊断标准

（1）急性发作的持续性自发性眩晕、头晕或不稳，持续时间少于 24 h。

（2）至少存在以下 1 项：①发作时有局灶性中枢神经症状、体征或严重的姿势不稳。②发作时新出现中度至重度头颈部疼痛。③血管事件的风险增加：ABCD2 评分 ≥4 分，或房颤。④椎基底动脉系统的一个动脉分支显著狭窄（>50%）。

（3）不能用其他疾病或紊乱更好地解释。

可能的短暂性血管性眩晕/头晕应满足以上全部条件。

解读：

（1）后循环 TIA 经常表现出现短暂性前庭综合征，孤立的发作性眩晕可以是后循环 TIA 唯一的表现。虽然 HINTS 检查的应用提高了急性血管性眩晕卒中的诊断率，但由于短暂性眩晕/头晕患者来到医院时，症状可能已经缓解，此时 HINTS 检查便失去作用。

（2）尽管头痛是一个常见的症状，但中度至重度头颈部疼痛在周围前庭疾病中非常罕见。因此，当患者新出现中度至重度头、颈部疼痛并伴有急性前庭症状时，应怀疑椎动脉血管夹层或后循环缺血性卒中或出血。

（3）椎动脉狭窄或发育不良是脑卒中的一个危险因素，特别是存在高血压、高血糖、高血脂和肥胖等血管危险因素时。血管多普勒超声检查可以发现一侧椎动脉的血流方向逆转，椎动脉盗血综合征持续时间可以少于 24 h，也可以超过 24 h，所以归入短暂性血管性眩晕/头晕和演变中的急性血管性眩晕/头晕标准中。

（三）椎动脉压迫综合征诊断标准

诊断椎动脉压迫综合征应完全满足下列全部条件。

（1）由于颈部持续偏离中立位而引起的眩晕，伴有或不伴有耳鸣。

（2）在症状发作过程中有眼震。

（3）当颈部处于诱发出眩晕的偏离位置时，至少出现下述 1 项：①动态血管造影发现椎动脉受压。②经颅多普勒显示后循环血流减少。

（4）不能用其他疾病或紊乱更好地解释。

解读：

（1）当椎动脉显著受压后，可能先出现眩晕和眼震，几秒钟后出现耳鸣，前庭比耳蜗对缺血更敏感。

（2）椎动脉压迫综合征发作时能出现各种形式的眼震：最初的眼震方向大多是向下，水平和扭转跳动成分朝向被压迫的椎动脉侧或者朝向被压迫椎动脉的对侧。当重复做颈部旋转时，眼震方向可发生逆转，或者显著减弱甚至消失。

（3）椎动脉压迫综合征患者通常有一侧椎动脉发育不良或狭窄，或椎动脉终末分支形成小脑后下动脉。在颈部旋转或倾斜出现眩晕时，血管造影可记录到优势椎动脉被压迫，或者经颅多普勒显示后循环血流减少。

三、小结

对于表现为急性眩晕/头晕的 AVS 患者，首先要根据患者的前庭症状持续时间、有无听觉症状、有无相关的局灶性中枢神经系统症状和体征、有无血管病危险因素和椎基底动脉狭窄的证据，初步怀疑或排除血管性眩晕/头晕。对于初步怀疑为血管性眩晕/头晕而且 AVS 症状持续的患者，进行标准的床旁 HINTS 检查，鉴别中枢性或周围性眩晕/头晕，最后根据即刻或 48 h 后的针对颅脑或内耳迷路的 MRI 检查结果，诊断为明确的或可能的血管性眩晕/头晕。一旦诊断为可能的血管性眩晕/头晕，即应启动相应的治疗。

>>> 参 考 文 献 <<<

［1］ NEWMAN-TOKERD E, HSIEHY H, CAMARGO C A, et al. Spectrum of dizziness visits to US emergency departments: cross-sectional analysis from a nationally representative sample ［J］. Mayo Clin Proc, 2008, 83: 765 – 775.

［2］ VOETSCH B, SEHGAL S. Acute dizziness, vertigo, and unsteadiness ［J］. Neurol Clin, 2021, 39(2): 373 – 389.

［3］ 姜树军, 杨本涛, 单希征. 磁共振成像对于周围性眩晕疾病的诊断价值 ［J］. 北京医学, 2020, 42 (9): 879 – 882.

［4］ SABER TEHRANI A S, KATTAH J C, MANTOKOUDIS G, et al. Small strokes causing severe vertigo: frequency of false-negative MRIs and nonlacunar mechanisms ［J］. Neurology, 2014, 83: 169 – 173.

［5］ LEE H, SOHN S I, CHO Y W, et al. Cerebellar infarction presenting isolate vertigo: frequency and vascular topographical patterns [J]. Neurology, 2006, 67: 1178 – 1183.

[6] SARRAJ A, MEDREK S, ALBRIGHT K, et al. Posterior circulation stroke is associated with prolonged door-to-needle time [J]. Int J Stroke, 2015, 10: 672 – 678.

[7] THABET A M, KOTTAPALLY M, HEMPHILL J C. Management of intracerebral hemorrhage [J]. Handb Clin Neurol, 2017, 140: 177 – 194.

[8] KIM J S, NEWMAN-TOKER D E, KERBER K A, et al. Vascular vertigo and dizziness: diagnostic criteria [J]. J Vestib Res, 2022, 32(3): 205 – 222.

[9] KIM H A, LEE H, KIM J S. Vertigo due to vascular mechanisms [J]. Semin Neurol, 2020, 40(1): 67 – 75.

[10] BISDORFF A, VON BREVERN M, LEMPERT T, et al. Classification of vestibular symptoms: towards an international classification of vestibular disorders [J]. J Vestib Res, 2009, 19(1/2): 1 – 13.

[11] SACCOR L, KASNER S E, BRODERICK J P, et al. An updated definition of stroke for the 21st century: a statement for healthcare professionals from the American Heart Association/American Stroke Association [J]. Stroke, 2013, 44: 2064 – 2089.

[12] YUN S Y, LEE J Y, KWON E J, et al. Compression of both vertebral arteries during neck extension: a new type of vertebral artery compression syndrome [J]. J Neurol, 2020, 267: 276 – 278.

[13] KATTAH J C, TALKAD A V, WANG D Z, et al. HINTS to diagnose stroke in the acute vestibular syndrome: three-step bedside oculomotor examination more sensitive than early MRI diffusion-weighted imaging [J]. Stroke, 2009, 40: 3504 – 3510.

[14] NEWMAN-TOKER D E, KATTAH J C, ALVERNIA J E, et al. Normal head impulse test differentiates acute cerebellar strokes from vestibular neuritis [J]. Neurology, 2008, 70: 2378 – 2385.

[15] CNYRIM C D, NEWMAN-TOKER D, KARCH C, et al. Bedside differentiation of vestibular neuritis from central 'vestibular pseudoneuritis' [J]. J Neurol Neurosurg Psychiatry, 2008, 79: 458 – 460.

[16] JOHNSTON S C, ROTHWELL P M, NGUYEN-HUYNH M N, et al. Validation and refinement of scores to predict very early stroke risk after transient ischaemic attack [J]. Lancet, 2007, 369: 283 – 292.

[17] NAVI B B, KAMEL H, SHAH M P, et al. Application of the ABCD2 score to identify cerebrovascular causes of dizziness in the emergency department [J]. Stroke, 2012, 43: 1484 – 1489.

[18] MAZZONI A. The vascular anatomy of the vestibular labyrinth in man [J]. Acta Otolaryngol Suppl, 1990, 472: 1 – 83.

[19] KIM H A, LEE H. Recent advances in understanding audiovestibular loss of a vascular cause [J]. J Stroke, 2017: 61 – 66.

[20] VIVAS E X, PANELLAN J, BAUGNON K L. Spontaneous labyrinthine hemorrhage: a case series [J]. Otolaryngol Head Neck Surg, 2018, 159: 908 – 913.

[21] LEE H, KIM J S, CHUNG E J, et al. Infarction in the territory of anterior inferior cerebellar artery: spectrum of audiovestibular loss [J]. Stroke, 2009, 40: 3745 – 3751.

[22] CARMONA S, MARTINEZ C, ZALAZAR G, et al. The diagnostic accuracy of truncal ataxia and HINTS as cardinal signs for acute vestibular syndrome [J]. Front Neurol, 2016, 7: 125.

[23] TARNUTZER A A, BERKOWITZ A L, ROBINSON K A, et al. Does my dizzy patient have a stroke? A

systematic review of bedside diagnosis in acute vestibular syndrome [J]. CMAJ, 2011, 183: E571 – E592.

[24] PAUL N L M, SIMONI M, ROTHWELL P M, et al. Transient isolated brainstem symptoms preceding posterior circulation stroke: a population-based study [J]. Lancet Neurol, 2013, 12: 65 – 71.

[25] GOMEZC R, CRUZ-FLORES S, MALKOFF M D, et al. Isolated vertigo as a manifestation of vertebrobasilar ischemia [J]. Neurology, 1996, 47: 94 – 97.

[26] CHOI J H, PARK M G, CHOI S Y, et al. Acute transient vestibular syndrome: prevalence of stroke and effificacy of bedside evaluation [J]. Stroke, 2017, 48: 556 – 562.

[27] KATSANOS A H, GIANNOPOULOS S. Increased risk for posterior circulation ischaemia in patients with vertebral artery hypoplasia: a systematic review and meta-analysis [J]. Eur Stroke J, 2017, 2: 171 – 177.

[28] POLICHA A, BALDWIN M, LEE V, et al. Clinical significance of reversal of flow in the vertebral artery identified on cerebrovascular duplex ultrasound [J]. J Vasc Surg, 2018, 67: 568 – 572.

[29] REIVICH M, HOLLING H E, ROBERTS B, et al. Reversal of blood flow through the vertebral artery and its effect on cerebral circulation [J]. N Engl J Med, 1961, 265: 878 – 885.

[30] CHOIK D, CHOI J H, KIM J S. Rotational vertebral artery occlusion: mechanisms and long-term outcome [J]. Stroke, 2013, 44(7): 1817 – 1824.

[31] CHOIK D, SHINH Y, KIM J S, et al. Rotational vertebral artery syndrome: oculographic analysis of nystagmus [J]. Neurology, 2005, 65: 1287 – 1290.

[32] STRUPP M, PLANCKJ H, ARBUSOW V, et al. Rotational vertebral artery occlusion syndrome with vertigo due to "labyrinthine excitation" [J]. Neurology, 2000, 54: 1376 – 1379.

[33] SAKAGUCHI M, KITAGAWA K, HOUGAKU H, et al. Mechanical compression of the extracranial vertebral artery during neck rotation [J]. Neurology, 2003, 61: 845 – 847.

[34] 姜树军, 单希征, 宋桂芹, 等. 巴拉尼协会《血管性眩晕和头晕的诊断标准》解读 [J]. 北京医学, 2022, 44(8): 753 – 756.

第十六节　巴拉尼协会《急性单侧前庭病/前庭神经炎诊断标准》解读

研究前庭和平衡的国际学术组织巴拉尼协会于 2022 年 6 月 11 日在《前庭研究杂志（电子版）》上发布了《急性单侧前庭病/前庭神经炎诊断标准》预印本。急性单侧前庭病（acute unilateral vestibulopathy, AUVP）又称为前庭神经炎（vestibular neuritis, VN），是以急性单侧前庭功能丧失为特征且无急性中枢神经系统或急性听觉症状或体征的外周前庭综合征。该诊断标准文件共有 8 位作者, 其中 4 位是神经内科专家, 4 位是耳鼻喉－头颈外科专家，第一执笔作者是德国慕尼黑大学医院神经内科和德国眩晕与平衡障碍中心专家。

一、AUVP/VN 研究概述

1. 曾用名词

该病的临床表现在1908年首次被医学界描述，关于该病名称使用过各种术语，如前庭神经炎、前庭神经元炎、单侧前庭功能突然部分丧失、前庭神经病、前庭性神经病变、急性前庭病、前庭衰竭、急性周围前庭病和急性单侧前庭病。

2. 病因学研究现状

尽管 AUVP/VN 的病因尚未最终确定，但基因分析、组织化学研究提示可能是单纯疱疹-1 型病毒（herpes simplexvirus-1，HSV-1）感染。HSV-1 是潜伏在人体神经元胞体内的病毒，当人的抵抗力下降后，HSV-1 被重新激活，产生神经炎症。然而病毒学说尚未被最后证实。

除了病毒感染学说外，还有血管原因及其他可能的原因，如研究发现前庭前/上动脉比前庭下动脉更容易发生梗死。所以巴拉尼协会更倾向使用中立名词"急性单侧前庭病"来描述本病，"前庭神经炎"暂且作为别称使用。

3. 病理生理机制

影响一侧外周前庭器官或神经的病理过程会导致其放电频率改变，从而造成双侧前庭张力不平衡，产生自发性眼震，并引起其他多方面的异常：如感知异常（旋转性眩晕、主观垂直线向病灶侧偏斜）、眼球运动异常（自发性眼震和同侧眼球扭转）、姿势异常（向病变侧偏斜），以及植物性异常（恶心和呕吐），数周内逐渐减弱。

AUVP 在大多数情况下是部分单侧前庭神经病变，多影响前庭神经上支（支配水平半规管和前半规管、椭圆囊的囊斑及球囊的前上部分）；而前庭神经下支（支配后半规管和球囊囊斑的后下部分）受累罕见。前庭下神经 AUVP 的自发性眼震的方向与后半规管的平面相对应，眼震逆向扭转（即远离患耳），有一个向下的成分，经常被误诊为"中枢性眼震"。如果前庭上、下神经均受到影响，会出现水平性眼震，并伴有扭转成分，并可导致完全的眼偏斜反应和垂直眼偏斜（skew deviation，SD）。

4. 流行病学研究

已有的资料显示，AUVP/VN 每年的发病率为（3.5～15.5）/10 万；AUVP 是眩晕/头晕的第六大原因；发病年龄通常在 30～60 岁，发病高峰在 40～50 岁，没有明显的性别差异，复发率为 1.9%～10.7%。

二、巴拉尼协会为 AUVP/VN 制定的诊断标准

（一）具体诊断标准

1. 急性单侧前庭病（AUVP）

AUVP 必须满足以下全部标准。

（1）急性或亚急性起病，持续性旋转或非旋转性眩晕，强度为中至重度，至少持续24 h，详见注解（1）~（6）。

（2）自发性周围前庭性眼震，即眼震的运动轨迹与受累神经纤维所支配半规管相符合，通常是水平扭转，方向固定，并在去除固视后增强，详见注解（7）~（9）。

（3）有明确的证据表明，自发眼震方向相反侧前庭 – 眼反射功能降低，详见注解（10）~（12）。

（4）没有证据表明存在急性中枢神经系统症状、急性听觉症状（如听力损失或耳鸣）、其他耳科症状（如耳痛），详见注解（13）。

（5）无急性中枢神经系统体征，即无中枢性眼球运动或中枢性前庭体征，特别是无SD，无凝视诱发的眼震，以及无急性听力体征，详见注解（14）~（16）。

（6）不能用其他疾病或紊乱更好地解释。

2. 演变中的急性单侧前庭病（AUVP in evolution）

演变中的 AUVP 必须满足以下全部标准。

（1）急性或亚急性起病，持续旋转或不旋转的眩晕，强度为中度至重度，症状持续3 h 以上，但尚未达到24 h。

（2）自发性周围前庭性眼震，其方向固定，并通过去除固视而增强，其运动轨迹与受累神经纤维所支配半规管相符合（一般为水平扭转）。

（3）有明确的证据表明，在自发性眼震快相方向相反侧 VOR 功能降低。

（4）没有证据表明存在急性中枢神经系统症状、急性听觉症状（如听力下降或耳鸣）、其他耳科症状（如耳痛）。

（5）无急性中枢神经系统体征，即无中枢眼球运动或无中枢前庭体征，特别是无SD，无凝视诱发的眼震，无急性听觉体征。

（6）不能用其他疾病或紊乱更好地解释。

3. 可能的急性单侧前庭病（probable AUVP）

（1）急性或亚急性起病，持续性旋转或不旋转的眩晕，中至重度前庭综合征，至少持续24 h。

（2）自发的周围前庭性眼震，其方向固定，并通过消除固视而增强，其运动轨迹与受累神经纤维所支配半规管相符合（一般为水平扭转）。

（3）通过床边检查，没有发现自发性眼震快相方向相反侧 VOR 功能明显降低。

（4）没有证据表明存在急性中枢神经系统症状，或急性听觉症状（如听力下降或耳鸣）。

（5）无急性中枢神经系统体征，即无中枢眼球运动或中枢前庭体征，特别是无 SD，无凝视诱发的眼震，也无急性听觉症状。

（6）不能用其他疾病或紊乱更好地解释。

4. 既往急性单侧前庭病（history of AUVP）

（1）有急性或亚急性起病的持续性旋转或不旋转的眩晕病史，至少持续过 24 h，且数天后急性前庭综合征强度缓慢下降。

（2）没有同时出现急性中枢神经系统症状病史，或听觉症状的病史（如听力下降或耳鸣）。

（3）有证据表明单侧 VOR 功能降低，详见注解（17）。

（4）没有同时出现急性中枢神经系统或听觉体征的病史。

（5）不能用其他疾病或紊乱更好地解释。

（二）关于上述诊断标准的注解

（1）25% 的患者在持续性眩晕出现之前两天内，可能有一次发作性的持续数小时的眩晕或头晕。

（2）旋转性或非旋转性眩晕不间断，在休息时也存在，并且通常因头部或身体的任何移动而加剧。

（3）患者通常会主诉眩晕、头部运动不耐受、振荡幻视、姿势失衡，并有向前庭受累侧倾倒的趋势，以及恶心、呕吐。

（4）中度意味着可以进行基本活动，如走一小段路；重度意味着患者卧床不起。

（5）使用抗晕药物和类固醇治疗可以减轻 AUVP 的症状和体征（如眼震），以及缩短持续时间。

（6）如果急性前庭综合征在 24 h 内完全恢复，则 AUVP 的可能性不大。

（7）自发性周围性前庭性眼震应具备以下特点：①双眼共轭；②在头部参考坐标的平面和方向上跳动；③遵从 Alexander 定律；④固视抑制；⑤眼底照相显示眼震慢相恒速。

（8）有必要使用 Frenzel 眼镜或视频摄像等设备去除固视抑制。

（9）由于水平和前半规管的传入神经最常受累（前庭上神经炎），所以会出现水平扭转性眼球震颤，并出现少量向上的成分。在罕见的前庭下神经炎中，可观察到垂直扭转性眼震。

（10）"明确的证据"是指可量化的前庭功能缺陷，如 vHIT 中的单侧 VOR 增益下降，或单侧前庭温度刺激反应减弱。床旁 HIT 的敏感性和特异性都很低。然而，当经验丰富的检查者看到大振幅且明显不同于眼震的再固定扫视时，也可作为 VOR 增益受损的明确证据。

（11）强烈推荐 vHIT，因为它对 AUVP 的诊断有很高的价值；如果 vHIT 正常，需要进行温度试验。

（12）现在认为诊断 AUVP 的近似值是：vHIT 的增益减少 <0.7，或双侧差别 >0.3；或温度试验结果双侧差 >25%。

（13）询问患者是否有偏瘫、复视、偏身感觉减退、言话或吞咽困难，以及协调能力是否下降。

（14）中枢神经系统检查包括：①眼震的类型、眼球位置的覆盖测试、眼球运动的范围、凝视功能、平滑追视和眼球运动；②颅神经检查；③肢体感觉、力量或协调性；④单侧的站立和步态。

（15）单侧前庭病变患者会出现肉眼捕捉不到的轻微 SD（<3°），而在 30% 的急性中枢前庭综合征（acute central vestibular syndrome，ACVS）患者中，肉眼可见 SD（>3°）。

（16）如果患者在病程中出现中枢神经系统症状或耳科症状（如耳痛），必须对诊断进行重新评估。

（17）系统地了解病史，并对以往的报告进行评估。在温度或旋转测试中出现方向性眼震，或出现自发性前庭眼震，提示单侧前庭功能减退是最近出现的，但特异性不高。

三、鉴别诊断

1. ACVS

可模仿 AUVP 的 ACVS 常见类型有：①前庭神经根进入延髓外侧区病变，如多发性硬化或腔隙性梗死，以前称为假性神经炎；②前庭核或脑桥背外侧小脑脚的腔隙性梗死；③小脑梗死，如绒球梗死。这三种情况均可出现 HIT 异常。

在头颅 MRI 影像未显示出病灶时，区分 AUVP 和 ACVS 主要依靠病史、神经系统查体、ABCD2 评分和 HINTS 检查。

2. 前庭性偏头痛（vestibular migraine，VM）

VM 的主要症状是急性发作的眩晕，可持续 72 h，可伴有自发的外周性和中枢性前庭性眼震，以及位置性眼震。第一次发作的 VM，应该与 AUVP 鉴别，鉴别要点是偏头痛病史、典型的偏头痛的头痛特征。

3. 其他周围性前庭疾病

第一次发作中的梅尼埃病应与 AUVP 鉴别。鉴别要点是梅尼埃病持续时间短，恢复快。水平半规管的嵴帽结石也会导致旋转性眩晕和水平眼球震颤，鉴别要点是位置性眼震和假性自发性眼震，假性自发性眼震在头部直立位置时能观察到，眼震方向朝向受累耳，在头部向前倾斜约 30°时停止，在俯卧位时眼震方向改变。

四、小结

诊断 AUVP/VN 需要具备前庭功能判断能力和中枢神经系统疾病排除技能。神经内科和耳鼻喉科在诊断 AUVP/VN 中具有同等重要的作用。通过学习该诊断标准的具体内容，必将提高我国神经内科、耳鼻喉科及眩晕/头晕中心诊断 AUVP/VN 的能力。

参 考 文 献

[1] STRUPP M, BISDORFF A, FURMAN J, et al. Acute unilateral vestibulopathy/vestibular neuritis: diagnostic criteria [J]. J Vestib Res, 2022, 32(5): 389 – 406.

[2] 张燕，单希征，姜树军. 前庭及眼动异常性眩晕/头晕的药物治疗 [J]. 北京医学, 2020, 42(9): 907 – 910.

[3] BUKI B, MAIR A, POGSON J M, et al. Three-dimensional high-resolution temporal bone histopathology identifies areas of vascular vulnerability in the inner ear [J]. Audiol Neuro-oto, 2022, 27(3): 249 – 259.

[4] DIETERICH M, BRANDT T. Perception of verticality and vestibular disorders of balance and falls [J]. Front Neurol, 2019, 10: 172.

[5] LACOUR M, HELMCHEN C, VIDALP P. Vestibular compensation: the neuro-otologist's best friend [J]. J Neurol, 2016, 263(Suppl 1): S54 – S64.

[6] BOHMER A, STRAUMANN D, FETTER M. Three-dimensional analysis of spontaneous nystagmus in peripheral vestibular lesions [J]. Ann Otol Rhinol Laryngol, 1997, 106: 61 – 68.

[7] KIM J S, KIM H J. Inferior vestibular neuritis [J]. J Neurol, 2012, 259: 1553 – 1560.

[8] ARBUSOW V, DIETERICH M, STRUPP M, et al. Herpes zoster neuritis involving superior and inferior parts of the vestibular nerve causes ocular tilt reaction [J]. Neuro-Ophthalmology, 1998, 19: 17 – 22.

[9] ADAMEC I, KRBOT S M, HANDZIC J, et al. Incidence, seasonality and comorbidity in vestibular neuritis [J]. Neurol Sci, 2015, 36: 91 – 95.

[10] HUPPERT D, STRUPP M, THEIL D, et al. Low recurrence rate of vestibular neuritis: a long-term follow-up [J]. Neurology, 2006, 67: 1870 – 1871.

[11] KIM Y H, KIM K S, KIM K J, et al. Recurrence of vertigo in patients with vestibular neuritis [J]. Acta Otolaryngol, 2011, 131: 1172 – 1177.

[12] LEE H, KIM B K, PARK H J, et al. Prodromal dizziness in vestibular neuritis: frequency and clinical implication [J]. J Neurol Neurosurg Psychiatry, 2009, 80: 355 - 356.

[13] EGGERS S D Z, BISDORFF A, VON BREVERN M, et al. Classification of vestibular signs and examination techniques: nystagmus and nystagmus-like movements [J]. J Vestib Res, 2019, 29: 57 - 87.

[14] MACHNER B, ERBER K, CHOI J H, et al. Usability of the head impulse test in routine clinical practice in the emergency department to differentiate vestibular neuritis from stroke [J]. Eur J Neurol, 2021, 28: 1737 - 1744.

[15] MANZARI L, PRINCI A A, DE A S, et al. Clinical value of the video head impulse test in patients with vestibular neuritis: a systematic review [J]. Eur Arch Otorhinolaryngol, 2021, 278: 4155 - 4167.

[16] KORDA A, ZAMARO E, WAGNER F, et al. Acute vestibular syndrome: is skew deviation a central sign? [J]. J Neurol, 2022, 269: 1396 - 1403.

[17] HALMAGYI G M, CREMER P D, ANDERSON J, et al. Isolated directional preponderance of caloric nystagmus: I. Clinical significance [J]. Am J Otol, 2000, 21: 559 - 567.

[18] THOMKE F, HOPF H C. Pontine lesions mimicking acute peripheral vestibulopathy [J]. J Neurol Neurosurg Psychiatry, 1999, 66: 340 - 349.

[19] PARK H K, KIM J S, STRUPP M, et al. Isolated floccular infarction: impaired vestibular responses to horizontal head impulse [J]. J Neurol, 2013, 260: 1576 - 1582.

[20] LEMPERTA T, OLESEN J, FURMAN J, et al. Vestibular migraine: diagnostic criteria, literature update 2021, consensus document of the Bárány society and the international headache society [J]. J Vestib Res, 2022, 32: 1 - 6.

[21] ASPRELLA-LIBONATI G. Spontaneous nystagmus masquerading as vestibular neuritis in acute vertigo: a series of 273 cases [J]. J Vestib Res, 2014, 24: 343 - 349.

[22] CHOI S, CHOI H R, NAHM H, et al. Utility of the bow and lean test in predicting subtype of benign paroxysmal positional vertigo [J]. Laryngoscope, 2018, 128: 2600 - 2604.

第十七节 美国耳鼻咽喉头颈外科学会 《梅尼埃病诊疗指南》解读

眩晕或头晕为一类临床常见疾病，年患病率可达 14.8%，梅尼埃病（Ménière's disease, MD）为一种常见的眩晕性疾病，可占到眩晕或头晕病例的 10%~23%。1861 年法国医师 Prosper Ménière 首先对该病进行了详细的描述并提出 MD 系一种内耳疾病。MD 以反复发作性眩晕、波动性听力减退、耳鸣和耳闷为其主要表现特征。在不同的国家与地区及不同的族群其发病率存在有较大的差异，为（3.5~513)/100 000。MD 多见于

40～60 岁成人，以女性居多，多单侧发病，双侧发病者占 10%，但随着病程的进展双侧 MD 逐渐增加，双侧发病者可达 25%～45%。MD 不仅是一种常见疾病，也因常表现有平衡功能障碍及跌倒、听力障碍、焦虑与抑郁等而成为一种致残性疾病，影响到患者的工作、学习及生活质量，并带来较大的疾病负担，MD 的诊疗与研究一直以来受到人们的重视和关注。1972 年美国耳鼻咽喉头颈外科学会（AAOHNS）首次制定了《MD 诊断与治疗结果评价报告标准》，1985 年修订发布了《MD 治疗结果评价报告指南》，1995 年再次修订发布了《MD 诊断与治疗结果评价报告指南》。2020 年 AAOHNS 再次对其 MD 临床诊疗指南进行了全面的修订。这些指南性文件对 MD 的诊疗工作起到很好的指引作用，也提高了 MD 的诊疗水平和诊疗效果。尽管 MD 为一种内耳疾病，但因系一种常见的眩晕性疾病，MD 患者常因眩晕发作而就诊于神经内科、急诊科等多个学科专业，然而，由于一些临床医生对 MD 缺少充分的了解，MD 易被误诊或漏诊，不当诊疗十分常见。本书就 2020 年 AAOHNS 新近修订的 MD 临床诊疗指南（以下简称"新版指南"）进行简要的解读，以便国内相关专业医师对新版指南有所了解、借鉴与应用。

一、新版指南及主要内容

新版指南修订专家来自耳鼻咽喉科、耳科与神经耳科、耳变态反应科、听力学、神经放射科、神经科、急诊医学、家庭医学、护理学等多个学科专业，具有广泛的学科与专业代表性。新版指南旨在提高 MD 诊断准确率，通过采取适当的诊疗改善 MD 的症状控制，提高 MD 患者的生活质量，减少不当用药、操作或试验及不必要的复诊，降低诊疗成本。新版指南包括 16 项 17 条建议，并依据循证医学证据质量及证据力给出了建议强度（表3）。

表3　2020 年 AAOHNS《梅尼埃病临床诊疗指南》各项建议及建议强度

建议项目	建议内容	建议强度
1. 梅尼埃病的诊断	≥2 次眩晕发作，每次发作持续 20 min～12 h（确定性梅尼埃病）或 20 min～24 h（可能性梅尼埃病），伴患耳波动性或非波动性感音神经性听力减退、耳鸣或耳闷症状，其症状无法以其他疾病进行更好地解释	建议
2. 前庭性偏头痛的评价	在进行梅尼埃病评价时应确定患者是否满足前庭性偏头痛的诊断标准	建议
3. 听力学检查	在进行梅尼埃病诊断时应进行听力学检查	强烈建议
4. 影像学检查	可能性梅尼埃病和测听证实有不对称性感音神经性听力减退的患者可考虑予以内听道和后颅窝 MRI	可选

（续）

建议项目	建议内容	建议强度
5. 前庭功能或电生理试验	不应常规进行前庭功能试验或耳蜗电图检查来确定梅尼埃病的诊断	不建议
6. 患者宣教	应就梅尼埃病的自然病史、症状控制的测评、治疗选择及其结局对患者进行宣教	建议
7. 眩晕对症处理	仅在梅尼埃病发作期有限时间内使用前庭抑制剂来控制眩晕症状	建议
8. 症状减缓与预防	应就可减缓和预防梅尼埃病症状发作的饮食和生活方式调整对患者进行宣教	建议
9. 口服药物维持治疗	可将利尿剂和（或）倍他司汀用作维持治疗药物以减轻症状或预防梅尼埃病发作	可选
10. 正压治疗	不应给予梅尼埃病患者正压治疗	不建议
11. 鼓室注射激素治疗	无创性治疗无效的活动期梅尼埃病可予以糖皮质激素鼓室注射治疗	可选
12. 鼓室注射庆大霉素治疗	非消融性治疗无效的活动期梅尼埃病可予以庆大霉素鼓室注射治疗	建议
13. 手术切除治疗	治疗失败和有非实用听力的活动期梅尼埃病可予以迷路切除术	建议
14a. 慢性失衡前庭康复治疗	伴慢性平衡障碍的梅尼埃病患者应予以前庭康复治疗/理疗	建议
14b. 急性眩晕前庭康复治疗	不建议急性眩晕发作期的梅尼埃病患者接受前庭康复治疗/理疗	不建议
15. 助听装置咨询	应就助听装置的使用给予梅尼埃病伴耳聋患者咨询意见	建议
16. 患者结局	应就患者治疗后眩晕、耳鸣和耳聋症状的缓解、改善或加重及其生活质量的改变情况进行评价与记录	建议

二、新版指南的解读与评述

为便于相关专业医师对 MD 诊疗方法及诊疗策略的理解和应用，以下就新版指南中各项诊疗建议进行简要的解读与评述。

1. MD 的诊断

2015 年国际巴拉尼学会制定发布了 MD 诊断标准，AAOHNS 及欧洲平衡学会、日本平衡学会和韩国平衡学会参与了该诊断标准的制定，该标准也获得 AAOHNS 的正式认同。2017 年中华医学会耳鼻咽喉 – 头颈外科学分会最新修订版 MD 的诊断和治疗指南也遵循了这一诊断标准。MD 属临床诊断，病史及症状表现特点对 MD 的诊断及鉴别诊断具有重要的意义。MD 包括确定性 MD 和可能性 MD 两个诊断类别。

确定性 MD 需满足以下所有标准。

（1） ≥2 次自发性眩晕发作，每次发作持续 20 min ~ 12 h。

（2） 患耳在眩晕发作前、发作期间或发作后至少表现有 1 次得到纯音测听证实的波动性低、中频感音神经性听力减退（sensorineural hearing loss，SNHL）。

（3） 患耳波动性耳部症状（听力减退、耳鸣或耳闷）。

（4） 排除其他病因。

可能性 MD 需满足以下所有标准。

（1） ≥2 次眩晕或头晕发作，每次发作持续 20 min ~ 24 h。

（2） 患耳波动性耳部症状（听力减退、耳鸣或耳闷）。

（3） 排除其他病因。

不管是确定性 MD 还是可能性 MD 的诊断标准，对眩晕或头晕发作频次均要求 ≥2 次。由于 MD 眩晕发作无明确的时间规律，患者可在短期内出现多次眩晕发作，也可在很长一段时间不出现眩晕发作，这样的话，如系首次出现眩晕或头晕发作，即使符合其他诊断条件，也无法满足 MD 诊断标准，只能待再次出现眩晕发作后方能确诊，这有可能会导致 MD 确诊延迟达数月或数年的时间。

尽管眩晕、听力减退、耳鸣和耳闷为 MD 的 4 个典型症状，但首次发病时这些症状并非一定同时或同期出现，可表现有其中的 1 ~ 4 个症状。眩晕发作与耳部症状的出现顺序、相隔时间也不尽相同，其间甚至可相隔数年。如患者眩晕和耳部症状未同期出现则不满足 MD 诊断标准，无法一时做出 MD 诊断，待完全显现出典型症状而得以确诊时可能需要数月或数年的时间。在确定性 MD，至少表现有 1 次得到纯音测听证实的波动性低、中频 SNHL。由于部分患者在接受听力学试验时可能不存在客观性听力减退证据，此时可依据主观症状做出可能性 MD 诊断。

对于是否将耳部症状的"波动性"纳入 MD 诊断标准学者意见不一，因 MD 患者尤其在早期其耳部症状可呈波动性，而在患病后期其耳部症状多渐呈持续性。因某些前庭疾病可具有一些 MD 类似表现症状，需通过问诊、查体及其他检查或试验予以排除。

2. 前庭性偏头痛的评价

新版指南建议在评价患者的 MD 诊断时应就患者是否存在前庭性偏头痛进行评价，以确定患者是否满足 VM 诊断标准。

VM 为眩晕或头晕的常见原因，但过去该病发病率被低估，存在诊断不足的问题。近些年对该病的认识逐渐深入，近来流行病学研究显示，一般人群中 VM 年患病率达 2.7%，2012 年巴拉尼学会制定了 VM 诊断标准，包括确定性 VM 和可能性 VM 两个诊断类别，VM 作为一种新的偏头痛亚型也被列入 2013 年国际头痛疾病分类第三版测试版附录和 2018 年国际头痛疾病分类第三版附录。

MD 与 VM 的表现症状可高度重叠。一些 VM 患者除表现有眩晕和偏头痛症状外，尚可表现有耳鸣、听力减退及耳闷症状而酷似 MD；而一些 MD 除表现有眩晕、听力减退、耳鸣、耳闷症状外，也可伴有头痛和偏头痛症状，其发生率可分别达 43% 和 21%。一些患者可同时具有 MD 和 VM 症状并符合二者的诊断标准。MD 患者中伴 VM 者可占到 28%~35%，确定性 MD 和可能性 MD 患者中伴 VM 者分别占 29% 和 43%，有学者将其中伴 VM 者视为一种 MD 亚型；同样，VM 患者中伴 MD 者也可占到 23%。MD 和 VM 关系密切。一些患者可呈现 VM 和 MD 共存，其中部分患者因存在有相同的基因遗传学基础而形成所谓的 VM-MD 共存综合征。因此，在诊断 MD 时对 VM 进行适当的评价有助于二者的诊断与鉴别诊断，减少 VM 的漏诊和误诊，使患者得到更为恰当的治疗。但由于 MD 和 VM 在症状表现及诊断标准上存在有高度重叠，有时其鉴别诊断颇为困难。

3. 听力学试验

在诊断 MD 时应进行听力学试验。纯音听力不仅是确定性 MD 的诊断标准之一，也有助于双侧 MD 的发现及听力评价，可为治疗选择提供适应证，也可为患者适时地接受听力康复及助听器或人工耳蜗植入提供依据。言语识别率测定则有助于确定听力分级及是否仍存在有实用听力，因在听力分级 A~D 级中，仅 D 级（不管纯音听阈如何，只要言语识别率低于 50%）即视为无实用听力，这则关系到 MD 患者治疗方式的选择。

4. 影像学检查

应减少不必要的影像学检查，在可能性 MD 和纯音测听显示有非对称 SNHL 者，可选择内听道或后颅窝 MRI 检查以排除前庭神经鞘瘤等病变。钆增强对比内耳 MRI 已逐渐用于内淋巴积水及 MD 的诊断，但仍处于研究探索阶段，尚未列入 MD 诊断标准。

5. 前庭功能和电生理试验

不建议常规进行前庭功能试验和耳蜗电图等电生理试验来明确 MD 诊断，因目前尚不具备能准确诊断 MD 的试验。该建议有助于避免不必要的检查与试验，减少诊疗费用和疾病负担，提高诊断效能。但在某些病例，一些前庭功能试验和耳蜗电图等电生理试验有助于对 MD 患者前庭与听功能状态的评价及其治疗选择。

6. 对患者的宣教

应就 MD 的自然病史、症状控制、治疗选择及结局对患者进行宣教。有助于患者及时复诊，增加其满意度，改善诊疗依从性，避免不必要的治疗，提高症状控制率。

MD 的治疗旨在防止或减少眩晕发作，减轻眩晕发作程度，缓解或防止听力减退、耳鸣和耳闷症状的发生，提高生活质量。MD 治疗方法多样，但其治疗效果存在较大的差异。如 MD 呈现反复失能性发作，经数月保守治疗后无效则可选择低创伤性的治疗手段。患者的听力状态为主要考量指标，如仍具有实用听力，应选择非消融性治疗手段；如已无实用听力，可考虑化学性或手术消融治疗，目的是将活动性 MD 转变为静止性MD，但这主要针对眩晕发作而非听力减退、耳鸣或耳闷等其他 MD 相关症状的控制。

7. 眩晕的对症治疗

急性发作期患者可予以前庭抑制剂对症治疗，以减轻眩晕症状，但应限于短期使用，一般不超过 3 天，以免影响患者的前庭功能代偿。

8. 症状的缓解或预防

应就饮食和生活方式的调整等防治措施及意义对 MD 患者进行宣教。某些 MD 患者明确其诱因并加以避免可减缓或防止其症状发作。需注意的是，在建议低盐/低钠饮食的同时鼓励患者多饮水而非限制水的摄入。

9. 口服药物维持治疗

为减少或防止 MD 发作，可将利尿剂和（或）倍他司汀作为维持治疗药物。通过饮食和生活方式的调整与利尿剂和（或）倍他司汀药物治疗，约 80% 的患者其 MD 症状可得到有效控制。

10. 耳压疗法

基于系统评价和临床随机对照试验证据，Meniett 正压治疗对 MD 并无明确的效果，因此不建议给予 MD 患者正压治疗，这有助于避免患者接受无效治疗。但部分专家认为MD 采用 Meniett 正压治疗具有一定的证据支持，亦有系统评价及 Meta 分析显示，在一些低证据级别研究中，Meniett 正压治疗对 MD 具有一定的效果，且安全无创，因此一些MD 患者经其他保守治疗无效而仍表现有明显症状时可尝试使用 Meniett 正压治疗。Meniett 正压治疗在当前的欧洲 MD 治疗共识和中华医学会耳鼻咽喉－头颈外科学分会MD 诊断与治疗指南（2017）中均为 MD 的治疗选项之一。

11. 激素鼓室注射治疗

MD 活动期患者若其他非有创性治疗无效可予以鼓室注射糖皮质激素治疗。该治疗可提高眩晕控制率，不会加剧听力和前庭功能障碍，全身不良反应风险性较低，可改善患者的生活质量。

12. 庆大霉素鼓室注射治疗

MD 活动期患者若其他非消融性治疗无效时也可予以庆大霉素鼓室注射治疗。该治疗可提高眩晕控制率，改善患者的生活质量，但有导致听力进一步损害的风险。

13. 手术消融治疗

活动期 MD 经保守性治疗无效且仅有非实用听力者可予以迷路切除术，但其不适用于双侧 MD 或另侧耳前庭功能低下的患者。该手术眩晕控制效果确实，但具有一定的手术风险且需在全麻下进行，患者失去了残留听力，当日后发展为双侧 MD 时减少了治疗选择的机会，术后代偿效果差，可伴有活动性耳鸣。除迷路切除术外，也可考虑前庭神经切断术，但其创伤性较大，且可能术后患者的症状未能得到缓解。

14. 慢性和急性失衡患者与前庭康复锻炼

前庭康复已成为慢性外周前庭功能低下患者的有效康复手段。在 MD 间歇期和消融手术后伴有慢性失衡症状的患者可予以前庭康复锻炼/理疗，以改善其症状控制率，减少跌倒风险，提高其信心和生活质量。然而，不建议急性眩晕发作期患者进行前庭康复锻炼/理疗。

15. 助听装置及技术咨询

应就助听装置及技术向 MD 患者提供咨询意见。MD 患者通过听力康复可改善其听力、功能和生活质量，并能增加其工作机会和能力。

16. 患者结局

应就患者治疗后眩晕、耳鸣和耳聋症状的缓解、改善或加重及其生活质量的改变情况进行评价与记录，便于及时调整更为有效的治疗措施，及时修正诊断，适时地予以前庭康复锻炼。

为更好地理解及合理采用各项 MD 诊疗建议，新版指南给出了 MD 诊疗流程（图1）。

三、新版指南的意义及对今后 MD 临床诊疗的影响

自 1995 年 AAOHNS 发表 MD 诊疗指南至今已逾 25 年，在这期间经不断地深入研究，AAOHNS 对 MD 有了新的、更为全面的认识，也取得了许多研究成果，为此 AAOHNS 对 1995 年版 MD 诊疗指南进行了全面细致的修订并发布了新版指南，这将有助于指导临床医生今后的 MD 诊疗工作，使 MD 的临床诊疗更加规范，提高 MD 的诊疗水平。然而，由于 MD 的病因及发生机理目前仍不十分清楚，仍有许多 MD 诊疗问题有待于进一步研究和解决。

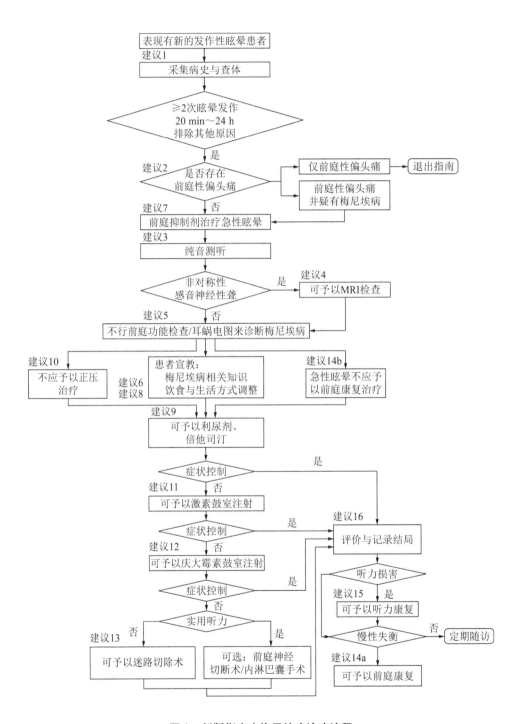

图1　新版指南中梅尼埃病诊疗流程

>>> 参 考 文 献 <<<

[1] KERBER K A, CALLAGHAN B C, TELIAN S A, et al. Dizziness symptom type prevalence and verlap: a US nationally representative survey [J]. Am J Med, 2017, 130: 1465 – 1465.

[2] BRANDT T, DIETERICH M. The dizzy patient: don't forget disorders of the central vestibularsystem [J]. Nat Neurol Rev, 2017, 13: 352 – 362.

[3] MUELLEMAN T, SHEW M, SUBBARAYAN R, et al. Epidemiology of dizzy patient population in a neurotology clinic and predictors of peripheral etiology [J]. Otol Neurotol, 2017, 38: 870 – 875.

[4] 单希征, 石丽亚, 王恩彤, 等. 6056 例住院眩晕病例的临床流行病学分析 [J]. 北京医学, 2019, 41: 46 – 51.

[5] LOPEZ-ESCAMEZ J A, CAREY J, CHUNG W H, et al. Diagnostic criteriafor Ménière's disease [J]. J Vestib Res, 2015, 25: 1 – 7.

[6] BASURA G J, ADAMS M E, MONFARED A, et al. Clinical practice guideline: Ménière's disease [J]. Otolaryngol Head Neck Surg, 2020, 162(suppl 2): S1 – S55.

[7] PEREZ-CARPENA P, LOPEZ-ESCAMEZ J A. Current understanding and clinical management of Ménière's disease: a systematic review [J]. Semin Neurol, 2020, 40: 138 – 150.

[8] Committee on Hearing and Equilibrium. Ménière's disease: criteria for diagnosis and evaluation of therapy for reporting [J]. Trans Am Acad Ophthalmol Otolaryngol, 1972, 76: 1462 – 1464.

[9] PEARSON B W, BRACKMANN D E. Committee on hearing and equilibrium guidelines for reporting treatment results in Ménière's disease [J]. Otolaryngol Head Neck Surg, 1985, 93: 579 – 581.

[10] Committee on hearing and equilibrium. Committee on hearing and equilibrium guidelines for the diagnosis and evaluation of therapy in Ménière's disease [J]. Otolaryngol Head Neck Surg, 1995, 113: 181 – 185.

[11] Goebel J A. 2015 Equilibrium committee amendment to the 1995 AAO-HNS guidelines for the definition of Ménière's disease [J]. Otolaryngol Head Neck Surg, 2016, 154: 403 – 404.

[12] 中华耳鼻咽喉头颈外科杂志编辑委员会, 中华医学会耳鼻咽喉头颈外科学分会. 梅尼埃病诊断和治疗指南(2017) [J]. 中华耳鼻咽喉头颈外科杂志, 2017, 52: 167 – 172.

[13] PYYKKO I, NAKASHIMA T, YOSHIDA T, et al. Ménière's disease: a reappraisal supported by avariable latency of symptoms and the MRI visualisation of endolymphatic hydrops [J]. BMJ Open, 2013, 3: e001555.

[14] NAKASHIMA T, PYYKKO I, ARROLLM A, et al. Ménière's disease [J]. Nat Rev Dis Prim, 2016, 2: 16028.

[15] NEUHAUSER H K. The epidemiology of dizziness and vertigo [J]. Handb Clin Neurol, 2016, 137: 67 – 82.

[16] FORMEISTER E J, RIZK H G, KOHN M A, et al. The epidemiology of vestibular migraine: apopulation-based survey study [J]. Otol Neurotol, 2018, 39: 1037 – 1044.

[17] LEMPERT T, OLESEN J, FURMAN J, et al. Vestibular migraine: diagnostic criteria [J]. J Vestib Res, 2012, 22: 167 – 172.

[18] Headache Classification Committee of the International Headache Society (IHS). The international

classification of headache disorders, 3rd edition [J]. Cephalalgia, 2018, 38: 1 – 211.

[19] BEH S C, MASROUR S, SMITH S V, et al. The spectrum of vestibular migraine: clinical features, triggers, and examination findings [J]. Headache, 2019, 59: 727 – 740.

[20] PYYKKÖ I, MANCHAIAH V, FÄRKKILA M, et al. Association between Ménière's disease and vestibular migraine [J]. Auris Nasus Larynx, 2019, 46: 724 – 733.

[21] NEFF B A. STAAB J P, EGGERS S D, et al. Auditory and vestibular symptoms and chronicsubjective dizziness in patients with Ménière's disease, vestibular migraine, and Ménière's disease with concomitant vestibular migraine [J]. Otol Neurotol, 2012, 33: 1235 – 1244.

[22] SHIN C H, KIM Y, YOO M H, et al. Management of Ménière's disease: how does the coexistence of vestibular migraine affect outcomes? [J]. Otol Neurotol, 2019, 40: 666 – 673.

[23] FREJO L, MARTIN-SANZ E, TEGGI R, et al. Extended phenotype and clinical subgroups in unilateral Ménière disease: a cross-sectional study with cluster analysis [J]. Clin Otolaryngol, 2017, 42: 1172 – 1180.

[24] CROSSLEY J, HUSSAINI A S, KIM H J, et al. Ménière's disease clinical subtypes in a population from the USA [J]. J Laryngol Otol, 2020, 134: 24 – 28.

[25] MUROFUSHI T, TSUBOTA M, KITAO K, et al. Simultaneous presentation of definite vestibular migraine and definite Ménière's disease: overlapping syndrome of two diseases [J]. Front Neurol, 2018, 9: 749.

[26] NEVOUX J, BARBARA M, DORNHOFFER J, et al. International consensus (ICON) on treatment of Ménière's disease [J]. Eur Ann Otorhinolaryngol Head Neck Dis, 2018, 135(1S): S29 – S32.

[27] AHSAN S F, STANDRING R, WANG Y. Systematic review and meta-analysis of meniett therapy for Ménière's disease [J]. Laryngoscope, 2015, 125: 203 – 208.

[28] HALL C D, HERDMAN S J, WITNEY S L, et al. Vestibular rehabilitation for peripheral vestibular hypofunction: an evidence-based clinical practice guideline [J]. J Neurol Phys Ther, 2016, 40: 124 – 155.

第十八节　美国理疗协会《周围前庭功能低下前庭康复临床指南更新版》解读

迄今为止，前庭康复治疗已有70余年的发展历史，但目前仍处于不断发展完善的阶段，对前庭康复治疗相关问题的认识也随着研究的不断进展而有所变化。美国资料显示在40岁以上的成年人中，周围前庭功能低下者占比高达35.4%，对于有头晕、眩晕、平衡及步态障碍等症状的急性、慢性前庭功能低下患者，前庭康复是一种有效的治疗方法。美国理疗协会神经理疗专业委员会总结了 2015—2020 年前庭康复治疗相关研究结果，对 2016 年首版《周围前庭功能低下前庭康复临床指南》进行更新，并于 2021 年 12 月 3 日将《周围前庭功能低下前庭康复临床指南更新版》预印本发布在《神经物理治疗杂志 (电子版)》(*Journal of Neurologic Physical Therapy*)，以下对该指南简称《指南更新版》。

一、《指南更新版》中关于周围前庭功能低下和前庭康复的概念

周围前庭功能低下包括单侧前庭功能低下 (unilateral vestibular hypofunction，UVH) 和双侧前庭功能低下 (bilateral vestibular hypofunction，BVH)。UVH 是指一侧周围前庭感觉器官和 (或) 周围神经功能部分或全部丧失。急性 UVH 绝大多数是由前庭神经炎引起，也可由创伤、手术、耳毒性药物、梅尼埃病或其他前庭耳蜗神经或迷路损害引起。急性 UVH 典型表现为眩晕、恶心和自发性眼震，也可出现振动幻视、平衡失调和凝视或姿势不稳。BVH 是指双侧周围前庭感觉器官和 (或) 神经功能减退或丧失。BVH 的原因包括：使用耳毒性药物、患有双侧梅尼埃病、神经变性病、感染性疾病、自身免疫性疾病、基因异常、血管病、创伤和先天性疾病等。20% ~ 50% 的 BVH 患者病因不明，临床称为特发性 BVH。BVH 常见症状包括头动诱发的振动幻视和平衡失调。前庭功能低下患者的空间导航能力、记忆、执行功能和注意力也可受损。

前庭康复是以锻炼为基础的前庭物理疗法 (vestibular physical therapy，VPT)，旨在解决前庭功能低下患者的具体功能障碍。锻炼周围前庭功能低下的 VPT 包括 4 种：①凝视稳定锻炼 (包括适应和替代锻炼)；②症状习服锻炼 (包括视动锻炼)；③改善平衡和步态锻炼 (平衡和步态训练)；④行走耐力锻炼。

二、《指南更新版》中对周围前庭功能低下的诊断和对患者整体功能的评估

1. UVH 诊断

UVH 必须经前庭功能检查认定，用冷热试验判断时，单侧前庭的冷热反应总和至少减低 25%；vHIT 判定时，一侧 vHIT 的水平半规管增益小于 0.7 提示前庭功能低下 (平均敏感度为 66%，特异度为 86%)。

UVH 的急性期是指症状发作持续时间在 2 周内，亚急性期指症状持续时间为 2 周 ~ 3 个月，慢性期是症状持续时间超过 3 个月。

2. BVH 诊断

根据巴拉尼协会双侧前庭病诊断标准诊断 BVH。通常，冷热反应总和小于 12°/s，为严重的 BVH；冷热反应总和在 12°/s ~ 20°/s 为中至重度 BVH。

3. 前庭功能低下患者具体功能障碍评估

现阶段可选用的客观评估方法有：①身体结构和功能方面：动态视敏锐度测试、凝视稳定测试、vHIT、摇头眼震试验、Romberg 征、感觉组织测试、主观垂直线测试、改良的临床平衡感觉相互作用测试、视觉模拟标尺、视觉性眩晕模拟标尺、运动敏感试验和眩晕症状量表。②行动和参与方面：5 次坐站（用时）测试、30 s 由坐到站（次数）测试、功能性伸展测试、（10 米行走）步速测试、平衡评估系统测试、Berg 平衡量表、动态步态指数、功能性步态评估、四步测试、单腿或单足站立测试、起立行走耗时试验和起立行走双重任务耗时试验。

患者自我报告式评估可选用的方法有：特定动作平衡信心量表（ABC）、平衡锻炼困难量表、失能等级量表、头晕残障量表（DHI）、医院焦虑和抑郁量表、振动幻视功能影响量表、振动幻视严重程度问卷、积极影响消极影响、UCLA 头晕问卷、眩晕残障问卷、前庭活动和参与量表、日常活动前庭障碍量表、前庭康复获益问卷、视觉模拟量表和视觉性眩晕模拟量表。

关于上述评估方法中哪种最重要，学术界尚无统一意见。

三、《指南更新版》中的前庭康复方法

前庭康复的具体方法尚处于不断发展阶段，新的有效技术不断替代旧的不合理方法，下面就《指南更新版》中的核心方法结合相关文献进行描述。

1. 凝视稳定锻炼

凝视稳定锻炼是基于前庭眼反射（vestibulo-ocular reflex，VOR）适应和替换概念开发的。前庭适应指前庭系统神经元放电率长时程改变，以适应头部运动、减少视网膜滑动。临床上，这种放电率改变能使患者症状减轻、头动时凝视及姿势稳定正常。前庭适应凝视稳定锻炼的核心是盯住视觉目标的头部运动：第一种锻炼称为"VOR×1"，头部左右移动 1~2 min 后再上下移动 1~2 min，目光保持聚焦在前方的固定视靶上；每天重复 3~5 次。如果视靶清晰，则逐渐增加头的运动速度，直到即将看不清视靶为止。随着 VOR 功能改善，患者在头快速运动时症状减轻。然后使用刺激更强的视觉目标，如棋盘或移动的视靶。当活动视靶的移动方向与头的运动方向相反时，称为"VOR×2"锻炼。将速度、背景、视靶距离、站姿与步态全部作为锻炼计划的一部分，灵活加以运用。

前庭替换凝视稳定锻炼是促进代偿扫视或眼动中枢预编程的发育，以替代失去的前庭功能。锻炼方法：在两个视觉目标之间移动头部，在头朝向其中一个视觉目标转动之前，眼球先朝向视觉目标运动。通常是在水平面和垂直面进行凝视稳定锻炼。

2．症状习服锻炼

症状习服锻炼是指反复暴露于刺激条件下使反应减弱。选择能激发症状的特异运动或场景（视觉环境）作为刺激条件。最近研究的习服锻炼方法包含高科技元素，如视动刺激（optokinetic stimulation，OKS）或虚拟现实（virtual reality，VR）环境。视动刺激主要是电脑提供的重复移动模式。虚拟现实是让患者沉浸在逼真的、具有视觉挑战性的环境中，但也可以包括非沉浸式游戏环境。可给患者添加平衡挑战，即在站立、重心转换、维持平衡或行走过程中进行 OKS 或 VR 活动。

3．平衡和步态训练

在具有挑战性的感觉和动态条件下进行平衡和步态训练通常是 VPT 的一个重要部分。锻炼旨在优化姿势控制系统的功能，包括重心控制、预期性和反应性平衡控制、多种感觉训练和步态训练。重心控制锻炼可以在睁眼站立、闭眼站立、一脚前一脚后序贯站立或单腿站立下进行。预期性和反应性平衡锻炼，在主动和被动条件下进行。多种感觉平衡锻炼在改变视觉传入（移除视觉或视动刺激）、前庭觉传入（头动）和（或）体感传入（站在泡沫中或移动平面上）条件下进行。步态锻炼可在行走时转动头部或进行第二项认知任务时进行。

一些高科技元素已经被用于增强平衡和步态训练，如游戏技术、平台干扰和反馈。患者在游戏平台上站着完成游戏，同时会改善 VOR 增益和姿势控制。平台干扰和反馈已经被用于提高站立姿势控制训练，通过腰带上的振动触觉传感器为患者提供空间位置信息。

4．行走耐力锻炼

分级步行耐力锻炼项目通常是前庭物理疗法的一部分。因为周围前庭功能障碍患者为避免出现症状会经常限制身体活动。行走锻炼可以恢复身体整体状态，同时行走需要凝视稳定、平衡稳定和步态稳定，能进一步强化患者整体平衡能力。

四、《指南更新版》推荐

推荐 1：临床医师应该为急性或亚急性 UVH 患者提供 VPT（证据质量为Ⅰ级；推荐强度为强）。

解读：尽早启动 VPT 有利于改善凝视稳定。前庭神经炎发病后 2 周内应该启动 VPT。部分患者在急性期进行前庭康复锻炼时可能出现恶心、呕吐、头晕及跌倒风险，但利大于弊。下述情况不适合进行 VPT：①患者有出血和脑脊液漏的风险；②患者无 UVH 引起的头晕或不稳；③患者智能障碍严重，完不成要求的锻炼动作；④梅尼埃病患者眩晕症状频繁发作；⑤患者活动严重受限。

对今后研究的建议：①对于急性或亚急性 UVH 患者，应该进一步研究何时开始 VPT 可获得最佳效果；②应探索使用远程医疗为患者进行 VPT 和康复效果评价的方案模型；③应寻找患者能获得最佳康复结果的预测指标及患者自动恢复的预测指标。

推荐 2：临床医师应该为慢性 UVH 患者提供 VPT（证据质量为 I 级；推荐强度为强）。

解读：即使慢性 UVH 患者每次使用 20 mg 的桂利嗪和 40 mg 的茶苯海明（3 次/日），VPT 也有效。在治疗过程中患者头晕和恶心症状可能加重，也可能会增加跌倒风险，但是利大于弊。下列情况不适合进行 VPT：①患者无 UVH 引起的头晕和不稳；②患者有明显的智能障碍，完不成要求的锻炼动作；③梅尼埃病患者眩晕症状发作频繁，④患者活动严重受限，妨碍进行有意义的锻炼。

推荐 3：临床医师应该为 BVH 患者提供 VPT（证据质量为 I 级；推荐强度为强）。

解读：头部运动是促进 BVH 恢复的重要因素，在 BVH 持续较长时间后进行头部运动也能提高 VOR 增益和步态稳定。在治疗过程中患者症状和不平衡感会加重，也会增加跌倒的风险，但是利大于弊。下列情况不适合进行 VPT：①患者有非常显著的智能障碍；②患者活动严重受限。

今后研究需要解决的问题：①VPT 对 BVH 患者所有前庭功能是否均有改善作用，包括参与水平（阅读、学习、参与娱乐活动、工作和驾驶）；②在以后的研究中，患者的诊断标准应该使用巴拉尼协会的 BVH 诊断标准；③在研究中如果使用 UVH 和 BVH 混合病例，应该分成两组，分别判断；④目前缺乏对儿童 BVH 的研究，应该用随机对照研究来确定凝视稳定锻炼对儿童 UVH 和 BVH 患者的凝视稳定、姿势控制、运动能力的作用；⑤根据儿童患者的损害类型（先天性或后天获得）和严重程度（UVH 或 BVH），确定有效的凝视稳定锻炼和平衡训练强度；⑥需要确定儿童 UVH 和 BVH 的患病率。

推荐 4：临床医师不应将扫视或平滑跟踪作为凝视稳定锻炼方法提供给 UVH 和 BVH 患者（证据质量为 I 级；推荐强度为强）。

解读：仅仅有眼动而无头动的训练不能促进 UVH 或 BVH 患者视敏锐度的恢复。

推荐 5：临床医师可以为 UVH 和 BVH 患者提供有针对性的高科技辅助性锻炼（证据质量为 II 级；推荐强度为中）。

解读：将 VR 和感觉增强技术融入平衡锻炼，治疗 UVH 和 BVH 患者可能是合适的。沉浸式 VR 与头动相结合的锻炼显示出益处。一些证据显示 VR 和游戏锻炼能产生短暂的运动病。利 - 害评估结果还不明确。活动的梅尼埃病或智能严重下降和活动严重受限的患者可能不适合进行高科技辅助的 VPT 训练。

今后研究应解决的问题：①应当设计以安慰剂组为对照的随机对照研究来评价锻炼方法的切实效果；②需要大规模的试验研究，以确定哪种高科技辅助的 VPT 锻炼（VR、凝视、姿势稳定、振动刺激）对于改善特异症状和（或）减小活动受限和参与受限更有效；③应该研究 VPT（凝视稳定、习服、平衡和步态锻炼）中各项锻炼方法的疗效权重，以及确定哪种 VR 模式（沉浸式或非沉浸式）更有效；④对于新的治疗方法如直接电刺激和其他神经调制形式的前庭康复效果，需要进行较长时间的随机对照研究，以保证结果的准确性。

推荐 6a：静态和动态平衡锻炼处方：①慢性 UVH 者每天进行平衡锻炼至少 20 min，至少持续 4 ~ 6 周（证据质量为Ⅱ级；推荐强度为弱）；②急性和亚急性 UVH，暂时无特异的平衡锻炼剂量推荐（证据质量为Ⅱ级；推荐强度为专家观点）；③BVH 患者应进行 6 ~ 9 周的平衡锻炼（证据质量为Ⅲ ~ Ⅳ；推荐强度为专家观点）。

推荐 6b：凝视稳定锻炼处方：①急性和亚急性 UVH 患者，每日至少进行 3 次凝视稳定锻炼，每日锻炼总时间不少于 12 min（证据质量为Ⅱ级；推荐强度为弱）；②慢性 UVH 患者凝视稳定锻炼 3 ~ 5 次/日，每日锻炼的总时间不少于 20 min，持续 4 ~ 6 周；③BVH 患者锻炼 3 ~ 5 次/日，每日锻炼的总时间 20 ~ 40 min，持续 5 ~ 7 周（证据质量为Ⅲ级；推荐强度为弱）。

解读：所使用的锻炼方法包含低科技技术（凝视稳定、传统的习服、平衡和步态锻炼）和（或）高科技技术（VR、OKS、移动平台、振动触觉反馈等辅助锻炼）。

今后研究要解决的问题：①应分别评估平衡和（或）凝视锻炼的频率、强度、持续时间和类型对急性、亚急性和慢性 UVH 和 BVH 患者姿势控制功能恢复的影响；②确定明确的剂量参数（每日和每次的锻炼时间、每日和每周的锻炼频率、持续时间和强度）；③应该对凝视稳定锻炼和平衡锻炼的强度进行分级。

推荐 7：临床医师应为 UVH 或 BVH 患者提供督导下的 VPT（证据质量为Ⅰ级；推荐强度为强）。

解读：有督导的 VPT 能促使患者坚持前庭康复锻炼。没有理疗师的督导反馈，患者可能会锻炼不足或过度，或者丧失修正锻炼计划的机会，造成效果不佳，甚至患者放弃 VPT。

今后研究需要解决的问题：①了解监管对锻炼依从性和脱落率的影响；②探索面对面监督和远程监督的合适时长；③探索远程 VPT 支持对患者依从性和积极性的作用。

推荐 8：UVH 和 BVH 个体停止前庭康复的条件是已经实现主要目标、症状缓解、平衡和前庭功能正常，或者恢复进程进入平台期（证据质量为Ⅱ级；推荐强度为中）。

解读：在下述情况下，临床医师应停止前庭康复治疗：①休息或活动时患者不再有症状，或者患者和医师已经达成了停止治疗的协议；②证据显示步态、平衡或前庭功能正常；③患者依从性不好，经常缺席锻炼，或者患者主动停止治疗；④患者的整体健康状况恶化。

今后研究需要解决的问题：确定患者退出 VPT 的背景因素和个人因素。

推荐9：临床医师可以评估者年龄、症状出现到启动 VPT 的时间、共病、认知功能和用药对前庭康复结果的影响（证据质量为 I 级；推荐强度为强）。

解读：绝大多数的研究结果显示年龄不影响前庭康复结果，但至少有 1 项研究提示高龄患者获得较好的效果所需要的前庭康复时间更长。绝大多数证据提示，从症状出现到启动 VPT 的时间间隔长短，不影响慢性前庭功能低下的康复效果。对于急性 UVH，最近的研究显示发病后 2 周内开始前庭康复比 2 周后开始效果好。共病（焦虑、抑郁偏头痛、视力异常、认知异常）对前庭康复效果有负面影响。长时间使用前庭功能抑制剂对前庭康复效果有负面影响，但短时间、低剂量使用前庭功能抑制剂有利于控制症状，从而使患者能顺利接受 VPT。

今后研究需要解决的问题：①应该明确在进行 VPT 期间对康复效果有影响的正面和反面因素；②明确患者存在的心理问题是否需要心理治疗师干预。

推荐10：为了改善 UVH 和 BVH 患者的生活质量，临床医师应该为患者提供 VPT（证据质量为 I 级；推荐强度为强）。

解读：强有力的证据支持 VPT 能改善 UVH 和 BVH 患者的生活质量。尽管在进行 VPT 过程中患者可能会出现头晕、颈痛、运动病和恶心，甚至一些患者可能出现焦虑，但是利大于弊。不过，BVH 患者的生活质量改善程度不如 UVH 患者。

今后研究需要解决的问题：①应该研究患者重返工作的问题，包括对工作性质的要求、重返工作辅助技术的培训；②评估患者生活质量，并检验 VPT 是否有危害。

五、小结

美国理疗协会神经理疗专业委员会《周围前庭功能低下前庭康复临床指南更新版》是目前该领域国际学术界的最新指南性文献，其中引用了 2015—2020 年全球范围关于周围前庭功能低下的前庭康复的循证研究结果。

需要指出的是，该《指南更新版》仅适用于周围前庭功能低下，可能不适用于中枢前庭疾病引起的头晕、平衡失调和（或）振动幻视。使用该《指南更新版》推荐时，需结合国情和患者具体病情。

≫≫ 参 考 文 献 ≪≪

[1] 姜树军,孙勍,荣良群,等. 常用的前庭康复疗法 [J]. 中国听力语言康复科学杂志,2020,18(1):1-10.

[2] SULWAY S, WHITNEY S L. Advances in vestibular rehabilitation [J]. Adv Otorhinolaryngol, 2019, 82:164-169.

[3] WANG L, ZOBEIRI O A, MILLAR J L, et al. Head movement kinematics are altered during gaze stability exercises in vestibular schwannoma patients [J]. Sci Rep, 2021, 11(1):7139.

[4] AGRAWAL Y, CAREY J P, DELLA SANTINA C C, et al. Disorders of balance and vestibular function in US adults: data from the national health and nutrition examination survey, 2001—2004 [J]. Arch Intern Med, 2009, 169(10):938-944.

[5] PARK J H, JEON H J, LIM E C, et al. Feasibility of eye tracking assisted vestibular rehabilitation strategy using immersive virtual reality [J]. Clin Exp Otorhinolaryngol, 2019, 12(4):376-384.

[6] ARDIC F N, ALKAN H, TUMKAYA F, et al. Effectiveness of whole-body vibration or biofeedback postural training as an add-on to vestibular exercises rehabilitation therapy in chronic unilateral vestibular weakness: a randomized controlled study [J]. J Vestib Res, 2021, 31(3):181-190.

[7] HALL C D, HERDMAN S J, WHITNEY S L, et al. Vestibular rehabilitation for peripheral vestibular hypofunction: an evidence-based clinical practice guideline: from the American physical therapy association neurology section [J]. J Neurol Phys Ther, 2016, 40(2):124-155.

[8] HALL C D, HERDMAN S J, WHITNEY S L, et al. Vestibular rehabilitation for peripheral vestibular hypofunction: an updated clinical practice guideline from the academy of neurologic physical therapy of the American physical therapy association [J]. J Neurol Phys Ther, 2022, 46(2):118-177.

[9] HERDMAN S J, TUSA R J, BLATT P J, et al. Computerized dynamic visual acuity test in the assessment of vestibular deficits [J]. Am J Otol, 1998, 19(6):790-796.

[10] WARD B K, MOHAMMAD M T, WHITNEY S L, et al. The reliability, stability, and concurrent validity of a test of gaze stabilization [J]. J Vestib Res, 2010, 20(5):363-372.

[11] HONAKER J A, JANKY K L, PATTERSON J N, et al. Modified head shake sensory organization test: sensitivity and specificity [J]. Gait Posture, 2016, 49:67-72.

[12] ZWERGAL A, RETTINGER N, FRENZEL C, et al. A bucket of static vestibular function [J]. Neurology, 2009, 72(19):1689-1692.

[13] COHEN H, BLATCHLY A C, GOMBASH L L. A study of the clinical test of sensory interaction and balance [J]. Phys Ther, 1993, 73(6):346-354.

[14] TOUPET M, FERRARY E, GRAYELI A B. Visual analog scale to assess vertigo and dizziness after repositioning maneuvers for benign paroxysmal positional vertigo [J]. J Vestib Res, 2011, 21(4):235-241.

[15] DANNENBAUM E, CHILINGARYAN G, FUNG J. Visual vertigo analogue scale: an assessment questionnaire for visual vertigo [J]. J Vestib Res, 2011, 21(3):153-159.

[16] SHEPARD N T, TELIAN S A, SMITH-WHEELOCK M. Habituation and balance retraining therapy: a

retrospective review [J]. Neurol Clin, 1990, 8(2): 459 –475.

[17] YARDLEY L, MASSON E, VERSCHUUR C, et al. Symptoms, anxiety and handicap in dizzy patients: development of the vertigo symptom scale [J]. J Psychosom Res, 1992, 36(8): 731 –741.

[18] MERETTA B M, WHITNEY S L, MARCHETTI G F, et al. The five times sit to stand test: responsiveness to change and concurrent validity in adults undergoing vestibular rehabilitation [J]. J Vestib Res, 2006, 16(4/5): 233 –243.

[19] JOVANOV E, WRIGHT S, GANEGODA H. Development of an automated 30 second chair stand test using smartwatch application [J]. Annu Int Conf IEEE Eng Med Biol Soc, 2019, 2019: 2474 –2477.

[20] MANN G C, WHITNEY S L, REDFERN M S, et al. Functional reach and single leg stance in patients with peripheral vestibular disorders [J]. J Vestib Res, 1996, 6(5): 343 –353.

[21] STUDENSKI S, PERERA S, PATEL K, et al. Gait speed and survival in older adults [J]. JAMA, 2011, 305(1): 50 –58.

[22] GODI M, FRANCHIGNONI F, CALIGARI M, et al. Comparison of reliability, validity, and responsiveness of the mini-BES test and berg balance scale in patients with balance disorders [J]. Phys Ther, 2013, 93(2): 158 –167.

[23] WHITNEY S L, WRISLEY D M, FURMAN J M. Concurrent validity of the berg balance scale and the Dynamic Gait Index in people with vestibular dysfunction [J]. Physiother Res Int, 2003, 8(4): 178 –186.

[24] WHITNEY S L, HUDAK M K, MARCHETTI G F. The dynamic gait index related to self-reported fall history in individuals with vestibular dysfunction [J]. J Vestib Res, 2000, 10(2): 99 –105.

[25] WRISLEY D M, MARCHETTI G F, KUHARSKY D K, et al. Reliability, internal consistency, and validity of data obtained with the functional gait assessment [J]. Phys Ther, 2004, 84(10): 906 –918.

[26] WHITNEY S L, MARCHETTI G F, MORRIS L O, et al. The reliability and validity of the four square step test for people with balance deficits secondary to a vestibular disorder [J]. Arch Phys Med Rehabil, 2007, 88(1): 99 –104.

[27] BOHANNON R W, LARKIN P A, COOK A C, et al. Decrease in timed balance test scores with aging [J]. Phys Ther, 1984, 64(7): 1067 –1070.

[28] WHITNEY S L, MARCHETTI G F, SCHADE A, et al. The sensitivity and specificity of the timed "Up & Go" and the dynamic gait index for self-reported falls in persons with vestibular disorders [J]. J Vestib Res, 2004, 14(5): 397 –409.

[29] SHUMWAY-COOK A, BRAUER S, WOOLLACOTT M. Predicting the probability for falls in community-dwelling older adults using the timed up & go test [J]. Phys Ther, 2000, 80(9): 896 –903.

[30] POWELL L E, MYERS A M. The activities-specific balance confidence (ABC) scale [J]. J Gerontol A Biol Sci Med Sci, 1995, 50A(1): M28 –M34.

[31] ALSUBAIE S F, WHITNEY S L, FURMAN J M, et al. Reliability and validity of ratings of perceived difficulty during performance of static standing balance exercises [J]. Phys Ther, 2019, 99(10): 1381 –1393.

[32] JACOBSON G P, NEWMAN C W. The development of the dizziness handicap inventory [J]. Arch

Otolaryngol Head Neck Surg, 1990, 116(4): 424 – 427.

[33] HERRMANN C. International experiences with the hospital anxiety and depression scale: a review of validation data and clinical results [J]. J Psychosom Res, 1997, 42(1): 17 – 41.

[34] ANSON E R, GIMMON Y, KIEMEL T, et al. A tool to quantify the functional impact of oscillopsia [J]. Front Neurol, 2018, 9: 142.

[35] GUINAND N, PIJNENBURG M, JANSSEN M, et al. Visual acuity while walking and oscillopsia severity in healthy subjects and patients with unilateral and bilateral vestibular function loss [J]. Arch Otolaryngol Head Neck Surg, 2012, 138(3): 301 – 306.

[36] HAZLETT R L, TUSA R J, WARANCH H R. Development of an inventory for dizziness and related factors [J]. J Behav Med, 1996, 19(1): 73 – 85.

[37] HONRUBIA V, BELL T S, HARRIS M R, et al. Quantitative evaluation of dizziness characteristics and impact on quality of life [J]. Am J Otol, 1996, 17(4): 595 – 602.

[38] DURACINSKY M, MOSNIER I, BOUCCAR D, et al. Literature review of questionnaires assessing vertigo and dizziness, and their impact on patients'quality of life [J]. Value Health, 2007, 10(4): 273 – 284.

[39] ALGHWIRI A A, WHITNEY S L, BAKER C E, et al. The development and validation of the vestibular activities and participation measure [J]. Arch Phys Med Rehabil, 2012, 93(10): 1822 – 1831.

[40] COHEN H S, KIMBALL K T. Development of the vestibular disorders activities of daily living scale [J]. Arch Otolaryngol Head Neck Surg, 2000, 126(7): 881 – 887.

[41] MORRIS A E, LUTMAN M E, YARDLEY L. Measuring outcome from vestibular rehabilitation, part II: refinement and validation of a new self-report measure [J]. Int J Audiol, 2009, 48(1): 24 – 37.

[42] HERDMAN S J, HALL C D, SCHUBERT M C, et al. Recovery of dynamic visual acuity in bilateral vestibular hypofunction [J]. Arch Otolaryngol Head Neck Surg, 2007, 133(4): 383 – 389.

[43] 姜树军, 韩鹏, 孙永海, 等. 美国理疗协会《周围前庭功能低下前庭康复临床指南更新版》解读 [J]. 中国研究型医院, 2022, 9(2): 17 – 22.

第二章

国外眩晕医学专家及其
研究经历、医学贡献

第一节　眩晕医学领域诺贝尔奖得主巴拉尼

巴拉尼于 1876 年出生于奥地利维也纳，1936 年逝世于瑞典乌普萨拉；1907 年首先完整地描述了冷热水试验，并提出了冷热冲洗反应的生理机制假说；1914 年因为前庭生理系统的研究成果获得诺贝尔奖，被认为是神经 – 耳科的奠基人。现在，冷热水试验仍然是神经 – 耳科医生评估前庭系统功能的常用方法。今天重温巴拉尼终生的科研历程，不仅对于激励我们的奋斗精神，促进眩晕、头晕研究具有重要的意义，而且对于我们的科研工作也有重要的借鉴意义。

一、走上从医之路

巴拉尼年少时患上骨结核，右膝关节受累并遗留僵直症状，由此激发了他学医的志向，最终巴拉尼进入了维也纳大学医学院。在校期间，因听到弗洛伊德的讲座，他对脑研究产生了兴趣。

1900 年 4 月 2 日，巴拉尼从维也纳大学医学院毕业，按照当时常规，新毕业的医学生要到国外进行临床培训。巴拉尼到德国的法兰克福、海德堡和柏林等地的多家诊所学习内科学、神经内科学和精神病学 2 年。因受弗洛伊德的影响，他本想做精神科医生，但在德国的临床学习经历改变了他的想法，最终他决定做一名外科医生。

二、成为维也纳大学总医院耳科诊所医生

1. 与亚历山大成为好朋友

1903 年，巴拉尼结束在德国的培训后，到维也纳大学总医院波利策耳科诊所，在奥地利耳科学之父、波氏球的发明者波利策教授的指导下，进行外科实习。期间他与年轻

医师亚历山大成了好朋友，并受其影响对内耳前庭器官的研究产生了兴趣。亚历山大对眩晕医学的发展有重要贡献，他发现了眼震定律——周围前庭源性自发性眼震，在向快相侧注视时眼震强度增加、向慢相侧注视时眼震强度减弱。巴拉尼完成外科实习后，在亚历山大的帮助下成为波利策耳科诊所的正式医师，并经常与亚历山大一起讨论感兴趣的临床病例、研究前庭解剖和生理问题。

2. 冷热水试验的发现

当时在波利策耳科诊所给患者测听力之前，要先由年轻医生给患者冲洗外耳道，直至能看到鼓膜。诊所的医生都知道，冲洗时必须用接近体温的水，如果用冷水患者会出现眩晕和眼震；并且，患者端坐位时用冷水冲洗，眩晕和眼震最微弱，卧位时眩晕和眼震最明显。但当时没有人知道这种现象的发生机制。

这一现象引起了巴拉尼的关注，他对接诊患者冲洗外耳道出现眩晕和眼震的情况进行了记录。一次他在给一例患者冲洗外耳道时，患者说："医生，水不够热，我感到头晕"，巴拉尼让护士拿来更热的水，患者又说："医生，这次的水太热了，我又头晕了"。巴拉尼立即观察他的眼睛，发现这次用更热的水冲洗诱发的眼震方向与前一次用不够热的水冲洗诱发的眼震方向相反。当巴拉尼收集的病例达到 20 例时，他惊讶地发现在这些病例中普遍存在这一现象。由此巴拉尼想起了自己使用浴缸的体验，紧挨着火焰的浴缸底部的水温比浴缸上部的低，由此推论：半规管中的内淋巴在冷时下沉、热时上升。水平半规管骨壁有一段与外耳道相邻，外耳道的温度变化将影响这段水平半规管的温度。他分析，当患者平卧时，水平半规管恰好与地面垂直，管壁温度变化会引起半规管的内淋巴比重改变，用冷水冲洗外耳道使内淋巴比重增加，而用热水时则相反，由于比重变化内淋巴开始环流。受试者仰卧位时，用冷水冲洗，内淋巴背离壶腹嵴流动；用热水冲洗，内淋巴朝向壶腹嵴流动。当受试者从仰卧位变为俯卧位时，水平半规管与重力的位置关系发生了颠倒，此时冷水和热水冲洗导致的内淋巴流动的方向相反，眼震方向应该相反。当受试者坐位时，因水平半规管几乎处于水平位置，受试者的反应最小甚至没有反应。巴拉尼通过试验证实了自己的推论，并于 1906 年发表了他的试验结果。1907 年，他撰写的关于前庭系统生理和病理专著中完整地表述了这种现象及其产生机制，他的发现得到了国际上临床耳科学领域的认可和重视。

3. 冷热水试验理论发表后引起的争议

1907 年，巴拉尼关于前庭系统生理和病理的著作出版后，他的好朋友亚历山大对此产生了误解，因为在著作中巴拉尼未提及亚历山大。亚历山大认为，巴拉尼书中所描述的眼球反转运动工作是他和巴拉尼联合完成的，并已经在杂志上发表。而且研究中巴拉尼使用了亚历山大制作的测量眼球反转运动的角度计。亚历山大还质疑巴拉尼著作中关于瘘管试验（在外耳道打气加压诱发眩晕和眼震）发现的优先权，亚历山大称自己在3年前的讲座中就讲了瘘管试验。对此巴拉尼承认，著作中关于眼球反转运动描述未引用亚历山大和自己联合发表的相关论文是错误的，但是著作中所使用的资料是自己独立工作取得的；对于瘘管试验一事，巴拉尼解释自己肯定错过了亚历山大3年前的讲座。但是，巴拉尼没有得到亚历山大的谅解。

与此同时，诊所的另一位年轻医生纽曼也指责巴拉尼。纽曼称，一次他与巴拉尼及其他几位医师一起做耳科手术，当用酒精清洗患者半规管时，患者产生了眼震。据此，纽曼提出用冷、热水刺激健康人和有内耳缺陷者的半规管，将会非常有前景。但在巴拉尼发表的关于冷热水试验的论文中却没有提及纽曼的名字。巴拉尼回应，在那次手术之前他就已经获得了关于冷热水试验的重大发现。

4. 巴拉尼发现冷热水试验的重大意义和获诺贝尔奖提名

在巴拉尼发现冷热冲洗反应之前，已经有几位前辈在眩晕和眼震的研究中取得了一些重要成果。弗洛伦斯观察到，毁损鸽子的水平半规管，鸽子在水平面上不能直线飞行。浦倾野发现改变头的位置能诱发眩晕，但他将这一现象错误地归因于小脑受刺激。梅尼埃观察到内耳疾病能引起眩晕和耳鸣。高特提出，毁损半规管会出现眩晕和平衡失调。布鲁尔等认为，半规管是感觉器官，负责感受旋转运动，眩晕是前庭系统异常兴奋的结果。然而，唯有巴拉尼通过冷热水试验，将半规管的生理和病理变化与眩晕有机地联系起来。冷热冲洗反应的发现，催生了巴拉尼转椅的问世。此外，1911年他首次证明酒精能引起位置性眼震；1913年他提出小脑蚓部与躯干协同运动有关、小脑半球与肢体协同运动有关、绒球与眼协同运动有关。

由于巴拉尼的出色工作，他经常被邀请在国际学术会议上作报告，借此在瑞典他与同龄的卡罗林斯卡研究院耳鼻喉科的霍尔姆格伦相识并成为朋友。霍尔姆格伦教授分别于1913年和1914年2次提名巴拉尼为诺贝尔奖候选人。

三、在战俘营收到获得诺贝尔奖的消息

1914年，第一次世界大战爆发，巴拉尼以外科医生的身份随军队上前线。在前线，他用与传统的脑外伤处理方法（清创后保持开放）完全不同的方法处理脑外伤，清创后立即关闭伤口，收到了良好的效果。他将这项手术的报道从前线寄出发表。

因巴拉尼在前庭器官生理和病理研究方面的杰出贡献，1915年11月，卡罗林斯卡研究院诺贝尔评奖委员会决定授予他因战争爆发而推迟评选的1914年度的诺贝尔生理学或医学奖。一份电报把这个消息带到战俘营。时任红十字会会长的瑞典王子卡尔与俄国沙皇尼古拉二世协商，于1916年6月将巴拉尼释放。他在返回维也纳途中，先去斯德哥

尔摩领取了诺贝尔奖，并就处理脑外伤的新方法作了报告。战争结束后，巴拉尼处理脑外伤的方法得到了美国神经外科医师库兴的临床结果支持。

四、领取诺贝尔奖后离开维也纳

1916 年 7 月，巴拉尼领取诺贝尔奖后回到维也纳，兴奋的心情仅持续了很短的时间。当维也纳大学准备推荐巴拉尼为该校杰出教授时遇到了阻力。首先是维也纳大学医学院教授委员会的反对。他们认为发现冷热反应规律的不是巴拉尼，而是希奇格和布鲁尔。希奇格是德国医师，他曾在人的两侧乳突上安置电极并通电，发现电性眼震。之前希奇格曾发现，用冷水刺激动物的耳部能诱发眼球运动。布鲁尔是维也纳大学杰出的研究生，他用凉探针刺激鸽子的单个半规管引发了眼震，并推测凉探针引起了内淋巴流动或者直接刺激了壶腹嵴神经。对此，布鲁尔表态，对于冷热反应的发现自己没有优先权。然而维也纳大学学术参议院认为布鲁尔是谦虚，坚持对巴拉尼的诉讼。巴拉尼不能忍受维也纳的学术环境，于 1917 年接受瑞典乌普萨拉大学邀请赴瑞典工作。

五、定居瑞典

1. 诺贝尔奖评选委员会对获奖争议的仲裁

1918 年 7 月，维也纳大学学术参议院对巴拉尼的指控形成正式报告，主要包括 4 点：一是希奇格是冷热性眼震的优先发现者，布鲁尔在巴拉尼之前发现了冷热反应的基本特征，巴拉尼的贡献仅仅是使用冷水和热水冲洗外耳道后发现眼震方向变化，并对这一现象提供了物理解释；二是巴拉尼发现的冷热反应得到了纽曼的启示，由共同进行手术的人证明，在那次手术中纽曼曾建议巴拉尼在健康人和患者身上进行冷热水测试；三是巴拉尼在自己的著作和论文中没有恰当地提及他人的工作；四是巴拉尼在学术会议上报告一例患者小脑蚓部肿瘤临床表现时，没有提及患者小脑半球上还存在另一个肿瘤。

1920 年，诺贝尔奖评选委员会收到这份指控报告后进行了仔细调查。针对维也纳大学学术参议院提出的 4 点指控仲裁如下：关于第一项，诺贝尔奖评选委员会认为，希奇格和布鲁尔的工作纯粹是动物实验，巴拉尼应该被给予人体冷热反应发现的优先权；关于第二项，诺贝尔奖评选委员会认为，在纽曼给予巴拉尼用冷热水刺激健康人和患者半规管建议的数月之前，巴拉尼已经在学术会议中报告了冷热反应导致眼震方向改变的发现；关于第三项，诺贝尔奖评选委员会认为，巴拉尼在自己的许多论文中，提到了其他科学家的工作，并还将这些工作列在了参考文献中；关于第四项，诺贝尔奖评选委员会认为，没有事实表明巴拉尼在报告患者小脑蚓部肿瘤的临床表现时蓄意忽视小脑半球的另一个肿瘤。诺贝尔奖评选委员会最终否定了维也纳大学学术参议院对巴拉尼的全部指控。

2．巴拉尼在瑞典乌普萨拉耳鼻喉诊所的工作

在乌普萨拉期间，巴拉尼把全部精力投入了乌普萨拉大学耳鼻喉科诊所的工作。1921 年，他将工作中遇到的头部突然运动诱发的持续数秒的眩晕与耳石疾病联系起来，并最先进行了报道；1952 年，Dix 和 Hallpike 对这个综合征进行了全面系统的报道，并命名为良性阵发性位置性眩晕。

3．倡议建立和平大学

由于巴拉尼经历了战争的残酷，1920 年，他开始积极地倡导和平活动。他想在瑞士建立和平大学，为和平培养政治家。在洛克菲勒基金会的资助下，世界和平国际政治和社会学院于 1929 年成立。2001 年，诺贝尔和平奖获得者、联合国前秘书长安南在那所学院学习过。

4．不幸逝世

巴拉尼的晚年，由于恶性高血压曾几次发生脑出血，言语和手的功能受到影响，但他仍然坚持利用打字机写作论文。在他即将 60 岁生日时，乌普萨拉大学准备为其举行一次盛大的庆祝活动，世界上数百名医师已经发来贺电，他的一本论文集也正准备出版。然而，巴拉尼却在庆祝活动前 2 周逝世。在霍尔姆格伦送给他的花圈挽联上写着："致罗伯特·巴拉尼，天才的科学家，世界各地的耳科医生向他致谢"。霍尔姆格伦在葬礼上致悼词说："对于我们的科学，你比任何在世的人贡献都大，你不停歇燃烧着的灵魂，清楚地看到了其他人正在黑暗中摸索的地方"。

六、巴拉尼对现代医学研究的影响

1．冷热水试验对现代眩晕乃至整个中枢神经领域研究的影响

巴拉尼的冷热水试验理论至今对相关领域的研究都具有重要的意义，如前庭生理、认识科学、意识研究、人类进化研究。

通过冷热刺激受试者外耳道，对脑进行功能 MRI 及 PET 成像，可见至少 10 个脑区参与前庭信息处理，包括岛叶、颞顶交界处、顶内侧回、躯体感觉皮层、海马和额叶，其中核心区域是岛叶后部、岛后皮质和顶盖。这些区域发生急性梗死，可能出现眩晕。

神经科的学者通过冷热刺激外耳道，研究前庭传入对认知的影响。发现冷热刺激能暂时减轻触觉异常（半身麻木）、身体唤醒缺陷（偏瘫失认症、躯体妄想痴呆症）和慢性疼痛。目前认为，在接受感觉、躯体觉醒和自身意识的皮层及皮层下区域组成的神经网络中，前庭信号对多种感觉信号有调制作用，并能影响认知功能。

冷热刺激反应揭示的半规管的生理功能对动物的进化研究也有帮助。灵长类动物和其他活动快而敏捷的哺乳动物的半规管体积占整个身体体积的比例较其他动物大。较大的半规管能增加前庭的敏感性。考古发现，在站立的两足猿人的化石中，垂直半规管体积大于水平半规管。

2. 以巴拉尼名字命名的协会及作用

1960 年，国际上成立的前庭及平衡研究学会被命名为巴拉尼协会，总部设立在巴拉尼工作过的瑞典乌普萨拉大学。巴拉尼协会成立的初衷是进行国际范围的前庭研究，但是后来协会的研究范围超越了前庭，力求回答所有与头晕、眩晕、平衡障碍相关的问题，成为多学科交叉的研究头晕、眩晕和平衡障碍的国际著名学术组织。在 2009—2021 年，巴拉尼协会共发布了 14 个与头晕、眩晕相关的诊断标准和分类文件。笔者对其中的 11 个文件进行了解读；这些文件促进和规范了全球头晕、眩晕的临床工作和研究。

3. 维也纳重新认定巴拉尼的贡献

尽管巴拉尼获得诺贝尔奖的工作是在家乡维也纳完成的，但是在巴拉尼的有生之年，却未得到家乡的认可。1976 年，在巴拉尼 100 周年诞辰时，维也纳发行了印有巴拉尼头像的邮票，以示对巴拉尼冷热水试验发现迟到的认可。为了纪念巴拉尼为维也纳做出的突出贡献，直到现在，维也纳仍有一条以巴拉尼命名的大街。

七、巴拉尼的钻研精神必将促进有关头晕、眩晕的临床研究

随着前庭功能检查技术的不断进步、内耳高分辨 CT 和高场强 MRI 的应用、良性阵发性位置性眩晕计算机引导下诊疗系统的使用和以梅尼埃病半规管栓塞术为代表的眩晕外科手术的成功，引发了头晕、眩晕的临床研究热潮。但是，由于表现为头晕、眩晕疾病的复杂性，临床上仍然有许多问题还未解决。这就需要我们学习巴拉尼对临床现象的敏锐观察、严密逻辑推理和提炼总结能力，开创头晕、眩晕研究的新局面。

>>> 参 考 文 献 <<<

[1] TOLEDO-PEREYRA L H. Nobel laureate surgeons [J]. J Invest Surg, 2006, 19(4): 211–218.

[2] SHEPARD N T, JACOBSON G P. The caloric irrigation test [J]. Handb Clin Neurol, 2016, 137: 119–131.

[3] SHAW L B, SHAW R A. The pre-anschluss Vienna school of medicine-the surgeons: Ignaz Semmelweis (1818—1865), Theodor Billroth (1829—1894) and Robert bárány (1876—1936) [J]. J Med Biogr, 2016, 24(1): 11–22.

[4] MARANHÃO-FILHO P, BÁRÁNY C A. Robert Bárány, a scientist with many interests [J]. Arq Neuropsiquiatr, 2019, 77(5): 366 – 368.

[5] BRACHA A, TAN S Y. Robert Bárány (1876—1936): The nobel prize-winning prisoner of war [J]. Singapore Med J, 2015, 56(1): 5 – 6.

[6] BALOH R W. Robert Bárány and the controversy surrounding his discovery of the caloric reaction [J]. Neurology, 2002, 58(7): 1094 – 1099.

[7] PEARCE J M. Robert Bárány [J]. J Neurol Neurosurg Psychiatry, 2007, 78(3): 302.

[8] HAAS L F. Robert Bárány 1876—1936 [J]. J Neurol Neurosurg Psychiatry, 2005, 76(5): 662.

[9] PEARCE J M. Benign paroxysmal vertigo, and Bárány's caloric reactions [J]. Eur Neurol, 2007, 57(4): 246 – 248.

[10] LOPEZ C, BLANKE O. Nobel prize centenary: Robert Bárány and the vestibular system [J]. Curr Biol, 2014, 24(21): R1026 – R1028.

[11] EGUCHI S, HIROSE G, MIAKI M. Vestibular symptoms in acute hemispheric strokes [J]. J Neurol, 2019, 266(8): 1852 – 1858.

[12] BISDORFF A, VON-BREVERN M, LEMPERT T, et al. Classification of vestibular symptoms: towards an international classification of vestibular disorders [J]. J Vestib Res, 2009, 19: 1 – 13.

[13] LEMPERT T, OLESEN J, FURMAN J, et al. Vestibular migraine: diagnostic criteria [J]. J Vestib Res, 2012, 22: 167 – 172.

[14] LOPEZ-ESCAMEZ J A, CAREY J, CHUNG W H, et al. Diagnostic criteria for Ménière's disease [J]. J Vestib Res, 2015, 25: 1 – 7.

[15] VON-BREVERN M, BERTHOLON P, BRANDT T, et al. Benign paroxysmal positional vertigo: diagnostic criteria [J]. J Vestib Res, 2015, 25: 105 – 117.

[16] STRUPP M, LOPEZ-ESCAMEZ J A, KIM J S, et al. Vestibular paroxysmia: diagnostic criteria [J]. J Vestib Res, 2016, 26: 409 – 415.

[17] STAAB J P, ECKHARDT-HENN A, HORII A, et al. Diagnostic criteria for persistent postural-perceptual dizziness (PPPD): consensus document of the committee for the classification of vestibular disorders of the Bárány Society [J]. J Vestib Res, 2017, 27: 191 – 208.

[18] STRUPP M, KIM J S, MUROFUSHI T, et al. Bilateral vestibulopathy: diagnostic criteria consensus document of the classification committee of the Bárány society [J]. J Vestib Res, 2017, 27: 177 – 189.

[19] KIM H A, BISDORFF A, BRONSTEIN A M, et al. Hemodynamic orthostatic dizziness/vertigo: diagnostic criteria [J]. J Vestib Res, 2019, 29: 45 – 56.

[20] EGGERS S D Z, BISDORF A, VON BREVERN M, et al. Classification of vestibular signs and examination techniques: nystagmus and nystagmus-like movements [J]. J Vestib Res, 2019, 29(2/3): 57 – 87.

[21] AGRAWAL Y, VAN DE BERG R, WUYTS F, et al. Presbyvestibulopathy: diagnostic criteria consensus document of the classification committee of the Bárány society [J]. J Vestib Res, 2019, 29 (4): 161 – 170.

[22] CHA Y H, BALOH R W, CHO C, et al. Mal de Débarquement syndrome: diagnostic criteria on sensus

document of the classification committee of the Bárány society [J]. J Vestib Res, 2020, 30(5): 285 – 293.

[23] CHA Y H, GOLDING J, KESHAVARZ B, et al. Motion sickness diagnostic criteria: consensus document of the classification committee of the Bárány society [J]. J Vestib Res, 2021, 31(5): 327 – 344.

[24] VAN DE BERG R, WIDDERSHOVEN J, BISDORFF A, et al. Vestibular migraine of childhood and recurrent vertigo of childhood: diagnostic criteria consensus document of the committee for the classification of vestibular disorders of the Bárány society and the international headache society [J]. J Vestib Res, 2021, 31(1): 1 – 9.

[25] WARD B K, VAN DE BERG R, VAN ROMPAEY V, et al. Superior semicircular canal dehiscence syndrome: diagnostic criteria consensus document of the committee for the classification of vestibular disorders of the Bárány society [J]. J Vestib Res, 2021, 31(3): 131 – 141.

[26] 单希征, 王恩彤. 眩晕医学的 4.0 时代 [J]. 北京医学, 2021, 43(6): 483 – 485.

[27] 单希征, 姜树军, 高云, 等. 巴拉尼协会运动病诊断标准解读 [J]. 北京医学, 2021, 43(10): 1005 – 1006.

[28] 姜树军, 孙永海, 单希征, 等. 巴拉尼协会/国际头痛协会儿童前庭性偏头痛和儿童复发性眩晕诊断标准解读 [J]. 北京医学, 2021, 43(10): 1004 – 1006.

[29] 姜树军, 杨本涛, 单希征. 磁共振成像对于周围性眩晕疾病的诊断价值 [J]. 北京医学, 2020, 42(9): 879 – 882.

[30] SHAN X, PENG X, WANG E. Efficacy of computer-controlled repositioning procedure for benign paroxysmal positional vertigo [J]. Laryngoscope, 2015, 125(3): 715 – 719.

[31] ZHANG D, FAN Z, HAN Y, et al. Triple semicircular canal plugging: a novel modality for the treatment of intractable Ménière's disease [J]. Acta Otolaryngol, 2016, 136: 1230 – 1231.

[32] 姜树军, 孙勍, 孙永海, 等. 学习巴拉尼的钻研精神开创头晕和眩晕研究新局面 [J]. 中国研究型医院, 2022, 9(2): 68 – 72.

第二节　首先提出内耳病变能引起眩晕的梅尼埃

相对于"美尼尔综合征"这一名词,人们对于普罗斯帕·梅尼埃 (Prosper Ménière) 教授的了解可能较少。19 世纪,梅尼埃首先观察到内耳病变能引起眩晕,与当时埃俄罗斯·盖伦 (Aellus Galenum) "眩晕起源于大脑"的观点相左。梅尼埃描述的起因于内耳的"眩晕、恶心、耳鸣和单侧听力下降"症状复合体,后被法国著名医学家夏科 (Charcot) 称为"Ménière's disease"即"梅尼埃病"。从此,"梅尼埃病"或"梅尼埃综合征"概念被广为接受。在我国,医学前辈早年将"Ménière"按英语发音译成"美尼尔",将该病称为"美尼尔综合征",老百姓几乎都知道"美尼尔综合征"是眩晕疾病。1989 年我国全国自然科学名词审定委员会根据"Ménière"的法语读音接近中文"梅尼埃",将"美尼尔病或综合征"修订为"梅尼埃病",此后大部分西医中文文献主要使用"梅尼埃病",而中医中文文献仍主要沿用"美尼尔综合征"。

一、普罗斯帕·梅尼埃的主要学术成就

梅尼埃(1799—1862 年),法国医师、巴黎皇家聋哑研究所所长,首先提出了内耳病变能引起眩晕。当时,古罗马时代医学家盖伦(129—199 年)的观点"眩晕和癫痫都是大脑充血的症状"占据主导地位。1861 年 1 月,梅尼埃在法国皇家医学科学院报告论文时提出:"眩晕、恶心、耳鸣和单侧听力下降'症状复合体'是由内耳迷路病变引起"。1874,法国著名医学家夏科(1825—1893 年)将梅尼埃描述的"症状复合体"称为"梅尼埃病"。从此,这一概念为全球医学界熟知并接受。梅尼埃病概念的问世,促进了梅尼埃病病因、病理、诊断和治疗的研究,对人类的眩晕医学史产生了深远的影响。

二、少年强,铸就未来

1799 年 6 月,梅尼埃出生在法国西部安茹省的省会昂热,家中排行第三。其父亲是收入和社会地位都不高的亚麻布料商,但是对儿子寄予厚望,倾尽全力让梅尼埃接受当地最好的教育。

13 岁时,梅尼埃进入法国昂热帝国中学,接受了 4 年的严格教育。在那里他被公认为是科学和文学方面都有才华的学生。17 岁时,梅尼埃进入昂热医学院开始 3 年医学预科学习,学习期间他每年都获得奖励。因成绩优异,梅尼埃学习结束后被巴黎大学医学院附属主宫医院(Hôtel-Dieu)录取。20 岁时进入当时欧洲最著名的医院巴黎主宫医院实习。25 岁取得实习住院医师资格。27 岁获得实习医生金奖(医院每年只有 1 名)。1828 年,在他 29 岁时获得医学博士学位。

三、名师引路,术业专攻

梅尼埃的两位老师对他的成长帮助最大,一位是内科医师、法医先驱、巴黎大学医学院院长马特奥·奥尔菲拉(Mateo Orfila)教授,被尊为"毒理学之父";另一位是主宫医院的内科医师和法国皇家医学科学院会员弗朗索瓦 – 皮埃尔·盖诺·德·穆西(François Guéneau de Mussy)教授。梅尼埃在内科、外科、产科和卫生学方面得到了恩

师和其他老师良好的指导和培训，但在耳部疾病的诊断和治疗方面几乎没有得到过任何训练。因为，当时的医学院没有耳科课程。在主宫医院的第 3 年他发表了论文——《脉搏在疾病诊断中的重要性》，据此获得了助理教授头衔。与此同时，他成为著名的外科主任纪尧姆·杜普特伦（Guillaume Dupuytren）的助手。

四、一场巷战，崭露头角

1830 年夏天，巴黎爆发街头战斗，数百例伤者被送往主宫医院。期间，在外科主任杜普特伦负责的手术小组中，梅尼埃表现突出。梅尼埃在他的第一部著作即《巴黎主宫医院记事：1830 年 7—8 月》中记录了这段忙碌的日子及所收治病例的观察结果（枪伤和其他创伤所致病例死亡的原因和恢复良好的原因）。

1833 年，在恩师奥尔菲拉教授的推荐下，梅尼埃被法国政府任命为特殊要犯贝瑞公爵夫人（Duchesse de Berry）的专职保健医师。由于梅尼埃良好的修养，很快得到了贝瑞公爵夫人的信任，且与看守官也保持着良好的关系，工作受到政府的肯定。梅尼埃忠实地记录了这段时间每天的事情和对话，并以《贝瑞公爵夫人在布莱的囚禁生活，1833》这一书名出版，以亲历者的视角提供了鲜为人知的法国历史片段。

1834 年，梅尼埃回到巴黎，担任奥古斯特·乔梅尔（Auguste Chomel）教授的诊所主任。1835 年，他被派往法国南部的奥德和加隆省，控制霍乱疫情，因表现出色被授予荣誉军团骑士勋章。

五、恩师助力，事业有成

1837 年，梅尼埃参加卫生教授竞聘，虽然论文评价获第一名，却未被录取；同时，在主宫医院中枢行政部门重要职位竞聘中，尽管他排名在前，最终也无功而返，这可能与他担任贝瑞公爵夫人保健医生有关。

1838 年，巴黎皇家聋哑研究所所长、著名的聋哑人医师让·马克·加斯帕尔·伊塔尔（Jean-Marc Gaspard Itard）去世。梅尼埃的恩师奥尔菲拉教授和穆西教授力推他接任，这虽遭部分同行以梅尼埃没有接受过相关知识的学习和业务培训为由的反对，但在梅尼埃恩师的鼎力支持下，最终他接任此职。

梅尼埃深知自己在新领域的弱项和短板，准备潜心学习，却发现权威著作很少。当时被推崇的是 1836 年首次出版的、德国学者威廉·克莱默（Wilhelm Kramer）所著的《奥仑海尔昆德》。他将该书的英文译本译成法语。在翻译此著作时，他还添加了许多评论和更正，1848 年以《耳疾论》为书名出版。

这期间，他在《巴黎医学公报》发表了数篇关于聋哑病因的论文，撰写了关于聋哑潜在病理的论文，并制定了临床和尸检中检查耳的方法。梅尼埃同意巴黎皇家聋哑研究所前任所长的观点：聋哑是不可治愈的，但聋哑人应该受到教育。他的专著《聋哑的治疗和聋哑人的教育》和《近亲结婚聋哑症的一个原因》分别于1853年和1856年出版。

六、梅尼埃病的来龙去脉

1. 内耳病变与眩晕的联系

梅尼埃描述了一例1848年自己在聋哑研究所遇到的病例：一例在患流感时突然完全失聪并持续眩晕数天后不幸去世的年轻女性患者。尸检时在她的半规管中发现了出血，而大脑没有病变证据。他结合生理学家皮埃尔·弗洛伦斯（Pierre Flourens）损毁鸽子半规管导致鸽子头部节律性运动及身体旋转运动的实验结果，首次将内耳病变与眩晕联系起来。

2. 在皇家医学科学院作报告

1861年1月，61岁的梅尼埃到巴黎皇家医学科学院作了《关于一种由内耳损伤引起的听力损失》的论文报告。论文发表时题目改为《内耳病变引起中风型脑充血症状的报告》。其中描述了一些反复发作性眩晕、耳聋和耳鸣患者的症状。大致内容是：他在聋哑研究所发现有些患者，会间隔数周或数月重复出现一组表现相同的、很严重的眩晕、听力下降、耳鸣症状，然后突然消失。其中，一例没有任何病史的年轻男性患者，无明显原因突然出现发作性眩晕、恶心、呕吐、脸色苍白、全身出汗等症状，不能站立，睁眼感到天旋地转，稍稍移动头部，眩晕和恶心加重，体位稍有改变就出现呕吐。该患者曾被诊断为"脑充血"，按当时的"标准治疗"放血和服用泻药后，症状仍然反复发作。随后患者出现严重的耳鸣，同时听力下降，开始是一侧耳，后来发展到双耳。基于这些病例，梅尼埃认为所谓的大脑性眩晕与耳鸣和听力下降存在关联，可能是由一个单一的疾病引起的表现。

报告中梅尼埃还提供了内耳损伤可能引起眩晕的其他证据：①异物进入内耳的患者可出现眩晕和听力下降，但不存在脑损伤；②半规管出血的那例女性患者有眩晕和听力下降。报告中他还说："能否根据我的单个病例，确定眩晕、耳聋和半规管病变之间的本质联系？如果没有其他证据支持，我不会轻率地对这个问题做出肯定的答复。但是，结合弗洛伦斯的实验结果，我不得不考虑眩晕、恶心、头部噪音和听力下降这组症状，可能是由于内耳迷路功能紊乱引起。"

报告最后他总结："①听觉器官可能突然受到影响，导致耳鸣及听力减退；②内耳是一个可以被突然影响的部位，受影响后引起眩晕、头晕、步态不稳、蹒跚和跌倒，并可能伴有恶心、呕吐和晕厥；③间歇性发作，随后听力逐渐丧失；④病变可能在半规管。"

3. 激烈辩论

梅尼埃作报告时并未引起大家的重视。然而，1 周后，在同一报告厅，主宫医院的内科主任、皇家医学科学院的会员阿尔芒·特鲁索（Armand Trousseau）教授看到一篇题为《关于卒中样脑充血与癫痫的关系》的论文时，他对这篇论文进行了批驳，认为脑充血包含了多种疾病，如梅尼埃在 1 周前报告的眩晕、耳鸣、听力下降"症状复合体"。由于特鲁索教授具有很高的声望，他的质疑引起了争论。因梅尼埃不是皇家医学科学院会员，不能亲自参加讨论，但为了支持特鲁索的观点，他立即写了一篇评论，发表在 1861 年 1 月 26 日的《巴黎医学公报》上。这篇评论在巴黎医学界引发了一场持续 6 周的大辩论。不同意梅尼埃和特鲁索观点的人坚持盖伦的"眩晕源于大脑"的观点。在经历了包括人身攻击在内的几周激烈辩论后，特鲁索认为这场辩论偏离了学术探索的轨道，决定取消在皇家医学科学院的这场辩论。

为了证明自己的观点和维护特鲁索，梅尼埃继续收集和报告了更多眩晕和听力丧失的病例，并分别在 1861 年 2 月、4 月和 6 月的《巴黎医学公报》上发表。

4. 梅尼埃病对眩晕医学的影响

梅尼埃逝世 12 年后，比他小 27 岁的法国医生夏科在医学文献中首次正式使用"梅尼埃病"。夏科是法国著名的医学家、法国现代神经病学之父。夏科首次在文献中将梅尼埃描述的眩晕、恶心、耳聋和耳鸣"症状复合体"称为"梅尼埃病"。由于夏科的影响力，此后世界各国的医学文献都陆续开始使用"梅尼埃病"这个名词。1881 年，McBride 认为梅尼埃病的原因是迷路病变；1902 年，罗伯特·巴拉尼（Robert Bárány）的老师、维也纳耳科诊所所长亚当·波利策（Adam Politzer）教授在他的《耳病》教科书中指出，"梅尼埃病"这个术语应该用于突发的、起源于迷路的、卒中类型的耳聋和眩晕，伴随的征象包括眼震。

1904 年，伦敦皇家耳科医院的 Richard 首次用迷路切除术治疗梅尼埃病，取得疗效。1927 年，Portmann 报道用内淋巴囊切开术治疗严重的梅尼埃综合征有效。1928 年，Dandy 已经对 9 例梅尼埃病患者进行了第八颅神经切断术，患者症状缓解。1934 年，Furstenberg 提出梅尼埃病的病因是体内钠潴留，以此设计了低钠饮食预防发作，效果显著。1938 年，美国约翰斯·霍普金斯大学的 Crowe 对 94 例梅尼埃病患者进行了前庭神经或整个第八神经切断术，取得良好效果。同年，英国的 Hallpike 和 Cairns 对 2 例眩晕、耳聋和耳鸣的患者进行颞骨解剖发现内淋巴积水。2 个月后，日本大阪的 Yamakawa 描述他的同事患有梅尼埃病，在他的颞骨手术中发现内淋巴积水。1948 年，加内特（Garnett）和西摩（Seymour）描述了交感神经切除术治疗梅尼埃综合征有效。1964 年，

Fick 提出球囊切开减压治疗梅尼埃病有效。1966 年，Tumarkin 认为咽鼓管功能障碍是造成梅尼埃病的部分原因，对患者行耳膜置管治疗，有一定疗效。1969 年，Angell-James 报道用超声破坏迷路能治疗梅尼埃病。

由于不同的医师都是根据自己的标准诊断梅尼埃病，导致治疗效果缺乏可比性。为了解决这个问题，1972 年，美国耳鼻咽喉科学会听力和平衡分会制定了国际上第一个梅尼埃病诊断标准：①波动性进行性感音神经性听力下降；②每次眩晕发作持续 20 min ~ 24 h，患者完全清醒，无伴随的神经系统症状或后遗症，有眼震；③发作时通常伴耳鸣。上述症状发作有缓解期和加重期。此后各国陆续发布了梅尼埃病诊断标准和指南，但是主要内容与美国 1972 年的诊断标准没有本质区别，只是逐渐增加了实验室检查。

2021 年 2 月，日本平衡研究学会在新版《梅尼埃病诊疗策略》中制定了最新的梅尼埃病诊断标准，具体如下。

（1）典型的梅尼埃病诊断标准：包括症状和检查两部分。

症状：①反复自发性眩晕发作，每次发作持续 10 min 至数小时；②眩晕发作伴随波动性耳蜗症状（听力下降、耳鸣或耳胀满感）；③除了第八颅神经症状，没有其他神经系统症状。

检查：①听力检查证实有感音神经性听力下降，眩晕发作期（尤其在眩晕发作早期）有听力波动；②周围前庭功能障碍体征，如水平或旋转眼震和（或）姿势失衡；③除了第八颅神经功能障碍，没有其他神经系统功能障碍；④除外其他已知的引起眩晕伴听力下降的疾病；⑤MRI 检查明确受累耳内淋巴积水。

典型的梅尼埃病诊断标准分 3 个层次：第一层次，确定的梅尼埃病需满足上述症状和检查中的全部条件；第二层次，肯定的梅尼埃病，需满足症状的全部条件和检查的前 4 个条件；第三层次，可能的梅尼埃病，只满足症状中的全部条件。

（2）不典型的梅尼埃病诊断标准：包括耳蜗型梅尼埃病、前庭型梅尼埃病。

耳蜗型梅尼埃病诊断需要满足下述症状和检查发现的全部条件。

症状：①反复发作的耳蜗症状，如听力下降、耳鸣或耳胀满感，而无眩晕发作；②除了第八颅神经症状，没有其他神经系统症状。

检查：①听力检查证实有感音性神经性听力下降，低频或全频感音神经性听力下降；②除了第八颅神经功能障碍，没有其他神经系统功能障碍；③除外其他已知的引起耳蜗症状的疾病。

前庭型梅尼埃病诊断需要满足下述症状和检查的全部条件。

症状：①反复发作的自发性眩晕，持续 10 min 至数小时，眩晕发作不伴有波动性耳蜗症状；②除了第八颅神经症状，没有其他神经系统症状。

检查：①周围前庭功能障碍体征，如水平或旋转眼震和（或）姿势失衡；②除了第八颅神经功能障碍，没有其他神经系统功能障碍；③除外其他已知的引起眩晕反复发作的疾病。

5. 如何看待梅尼埃病的病因

现在看来，梅尼埃在巴黎皇家医学科学院报告时提到的表现为反复发作性眩晕、耳鸣、听力进行性下降的年轻男性患者的症状，与《巴拉尼协会梅尼埃诊断标准》中的临床症状一致。当年梅尼埃在报告时并没有试图去定义一个病。他只是试图说服医学界，眩晕和听力丧失在内耳受损后可以发生。显然，他并没有暗示反复发作性眩晕、耳鸣和听力损失的年轻男性患者所患的疾病与因内耳出血而突然出现耳聋和眩晕的年轻女性患者所患的疾病的病因相同。

尽管现在大家都同意梅尼埃病的组织病理学特征是内淋巴积水，然而梅尼埃病的确切病因还不清楚，内淋巴积水在启动梅尼埃病发作中的作用仍存争议。因为梅尼埃病和偏头痛之间存在很强的关联性，最近瑞士苏黎世大学医院平衡诊所的 Hegemann 提出了"梅尼埃病和偏头痛有共同的病因，可能是三叉神经释放的降钙素基因相关肽（calcitonin gene-related peptide，CGRP）增多引起的内耳血管（包括血管纹）过度舒张，产生血浆外渗"的假说，还建议用梅尼埃综合征一词来表示既有梅尼埃病表现又有偏头痛表现的疾病状态。

七、梅尼埃丰富的人生

梅尼埃非常敬业，但这不影响他欣赏歌剧、研究植物和评论政治。在生命的最后10年，他深受巴黎上流社会沙龙的欢迎，与皇帝拿破仑三世（Napoléon Ⅲ）、皇后欧珍妮（Eugénie）等皇室成员均有往来，与巴尔扎克（Balzac）成了好朋友，与戏剧评论家朱尔斯·加布·列尔雅宁（Jules Gabrie Janin）关系密切。这些都得益于他的修养和名望。

1862年2月7日，正处事业巅峰期的梅尼埃突然去世，据推测原因是流行性肺炎。在去世的前一天他还在写作。特别需要介绍的是，尽管当时他在巴黎医学界很有名望，在临床和科研方面也均有建树，但未被充分认识，始终未能成为皇家医学科学院会员。有人说，这可能是由于他曾给贝瑞公爵夫人做保健医有关。最后的学术头衔只是一个通过国家资格考试的教授。不过，他在皇家医学科学院所报告的论文使他名垂青史。

八、眩晕医学研究道路上的里程碑

迄今为止，梅尼埃病的病因和病理还没有彻底明确，临床上还不能彻底治愈梅尼埃病。但是由于各国学者160年来的不懈探索，临床上能够明确诊断梅尼埃病，2/3的患者经生活方式改变和药物治疗能减少发作，少数严重患者经手术治疗能消除眩晕发作。这一切均始于160年前伟大的梅尼埃开创的先河。正是由于对梅尼埃病的病因病机还不完全清楚，我们需要继续深入研究。所幸，眩晕医学研究后继有人，如在梅尼埃逝世14年后，另一位伟大的眩晕领域科学家、诺贝尔奖获得者巴拉尼出生。他们都是眩晕科学临床研究创新的楷模。只要我们以梅尼埃为榜样，认真观察和记录临床现象，了解掌握当代眩晕医学相关技术和研究成果，缜密思考和总结，继承前人思想精华，勇于创新，一定会取得梅尼埃病治疗的新突破。

如今，我们希望通过了解梅尼埃病的历史和现状，再次彰显发现真理、捍卫真理的艰辛，鼓励眩晕医学从业者在临床科研中始终不渝地探求真理，为自己热爱的事业不懈努力。

>>> 参 考 文 献 <<<

［1］BALOH R W. Prosper Ménière and his disease［J］. Arch Neurol, 2001, 58(7)：1151 – 1156.

［2］MARANHAO-FILHO P, MARANHAO E T, OLIVEIRA C M. Prosper Ménière：the man who located vertigo in the inner ear［J］. Arq Neuropsiquiatr, 2021, 79(3)：254 – 256.

［3］BEASLEY N J, JONES N S. Ménière's disease：evolution of a definition［J］. J Laryngol Otol, 1996, 110 (12)：1107 – 1113.

［4］HAWKINS J E. Sketches of otohistory：part 5：prosper Ménière：physician, botanist, classicist, diarist and historian［J］. Audiol Neurootol, 2005, 10(1)：1 – 5.

［5］匡培根. 神经系统疾病药物治疗学［M］. 2版. 北京：人民卫生出版社, 2008：1269 – 1286.

［6］裴天源, 刘宏宇, 宋俊生. 基于循证医学《伤寒杂病论》方对美尼尔氏综合征的研究［J］. 天津中医药大学学报, 2019, 38(2)：143 – 146.

［7］THORP M A, JAMES A L. Prosper Ménière［J］. Lancet, 2005, 366(9503)：2137 – 2139.

［8］MORRISON A W. Prosper Ménière (1799—1862)：a synopsis of his life and times［J］. Ear Nose Throat J, 1997, 76(9)：626 – 631.

［9］WUKICH D K, SUNG W. Charcot arthropathy of the foot and ankle：modern concepts and management review［J］. J Diabetes Complications, 2009, 23(6)：409 – 426.

［10］BOGOUSSLAVSKY J. Jean-Martin Charcot and his legacy［J］. Front Neurol Neurosci, 2014, 35：44 – 55.

［11］M'BRIDE P. Auditory vertigo［J］. Edinb Med J, 1881, 26(7)：624 – 631.

［12］Committee on Hearing and Equilibrium. Report of subcommittee on equilibrium and its measurement. Ménière's disease：criteria for diagnosis and evaluation of therapy for reporting［J］. Trans Am Acad Ophthalmol Otolaryngol, 1972, 76(6)：1462 – 1464.

［13］于慧前, 李庆忠, 李华伟. 多国梅尼埃病指南/声明/共识解读和比较［J］. 中华耳鼻咽喉头颈外科杂志, 2021, 56(8)：898 – 902.

[14] IWASAKI S, SHOJAKU H, MUROFUSHI T, et al. Diagnostic and therapeutic strategies for Ménière's disease of the Japan society for equilibrium research [J]. Auris Nasus Larynx, 2021, 48(1): 15 – 22.

[15] LOPEZ-ESCAMEZ J A, CAREY J, CHUNG W H, et al. Diagnostic criteria for Ménière's disease [J]. J Vestib Res, 2015, 25(1): 1 – 7.

[16] HEGEMANN S C A. Ménière's disease caused by CGRP: a new hypothesis explaining etiology and pathophysiology. Redirecting Ménière's syndrome to Ménière's disease [J]. J Vestib Res, 2021, 31(4): 311 – 314.

[17] ESPINOSA-SANCHEZ J M, LOPEZ-ESCAMEZ J A. The pharmacological management of vertigo in Ménière disease [J]. Expert Opin Pharmacother, 2020, 21(14): 1753 – 1763.

[18] ZHANG D, FAN Z, HAN Y, et al. Triple semicircular canal plugging: a novel modality for the treatment of intractable Ménière's disease [J]. Acta Otolaryngol, 2016, 136(12): 1230 – 1235.

[19] 姜树军,孙勍,孙永海,等. 学习巴拉尼的钻研精神开创头晕和眩晕研究新局面 [J]. 中国研究型医院, 2022, 9(2): 68 – 72.

第三节　埃普利对耳石症治疗发展的贡献

"一位58岁的女性早晨起床后,突然出现眩晕和身体不平衡,并伴有恶心和呕吐,眩晕持续时间不到一分钟。当她躺回床上,在床上翻身或再次起身时,眩晕又重新出现,不伴有耳鸣或听力下降,不伴有言语和肢体功能异常"。这位女士所患的疾病最早被英国医生叫作良性阵发性位置性眩晕。后来科学家研究发现,在BPPV的发病机制中耳石起着关键作用,医学界又给BPPV赋予了一个别名"耳石症"(Otolithiasis)。由于在汉语口语中"良性阵发性位置性眩晕"比较拗口,而说英文简称BPPV患者可能听不懂,所以国内医生与患者交流时经常使用"耳石症"这个别名。

现在大家一致认为,耳石症的病理改变是椭圆囊耳石膜脱落的碎屑(即耳石颗粒)进入半规管,或漂浮在半规管的内淋巴液中,或黏附在半规管壶腹嵴的嵴帽上,在头位变动时引起眩晕。大多数耳石症患者发病时没有明显的诱因,任何人都可能发生耳石症,但老年人发生耳石症的概率更大。耳石症的发生可能与外伤、偏头痛、内耳其他疾病、糖尿病、骨质疏松症、长期卧床等因素有关。

耳石症是最常见的眩晕疾病。由于耳石症发病率高,发病时患者非常痛苦,常失去日常活动和工作能力。然而幸运的是,现在一些医院能迅速地治愈耳石症。美国医生约翰·麦克诺顿·埃普利(John McNaughton Epley,1930—2019年)的开创性工作在人类战胜耳石症的过程中起了重要作用。我们今天重温这段历史,为的是让临床医生体会到在临床医学研究中坚持真理的重要性，并让广大读者了解到耳石症的发病原委和治疗方法，以使病症能得到及时诊断和有效治疗。

一、Epley 医生的贡献

Epley 于 1930 年出生。在他出生 9 年前，眩晕医学领域的诺贝尔奖得主、奥地利籍医生、旅居瑞典学者罗伯特·巴拉尼（Robert Bárány）在文献中就描述，有一种疾病表现为由特定头位变化诱发的短暂眩晕和眼震，并推测这种疾病是由于耳石病变引起，今天看来这是关于耳石症最早的文献论述。但是直到 1979 年 Epley 发明了革命性的治疗后半规管耳石症的手法，人类才真正从这个疾病的折磨中解脱出来。Epley 的发明还推动了全球关于耳石症研究的热潮。虽然耳石症也可以发生在外半规管，但后半规管耳石症更多见，而 Epley 的后半规管耳石症复位手法是治疗后半规管耳石症的最主要方法。Epley 采用的手法在成功治疗后半规管耳石症的同时，还催生了"管石理论"。他发明的手法被权威教科书称为"Epley 手法"。

二、Epley 手法发明的背景

1952 年，英国国家医院耳科研究所的 Dix 和 Hallpike 将一种表现为特定的位置性眩晕命名为"BPPV"，并发明了诱发后半规管 BPPV 发作的检查方法，后人称为"Hallpike 手法"；Dix 和 Hallpike 将 BPPV 的病因定位在 Hallpike 手法诱发出眩晕时的下方耳。1969 年，当时的美国耳鼻喉科学界权威 Schuknecht 教授在病理研究中发现，椭圆囊上的耳石膜有脱落的痕迹，并且在后半规管的嵴帽上有黏附的碎屑。据此，他提出了后半规管 BPPV 的嵴帽结石假说：由矿物质组成的沉积物黏附在后半规管嵴帽上，头部位置的改变使嵴帽受刺激而产生眩晕。1979 年，加拿大医生 Hall 提出了 BPPV 的另外一种解释：至少有一些病例的 BPPV 是由内淋巴液中自由移动的致密物质引起。

在 1979 年之前，医生们为严重的 BPPV 患者施行破坏内耳神经的手术。该手术虽然能消除眩晕，但会损害患者的平衡能力及听力。

三、Epley 手法的发明过程和医学界的早期反应

1957 年，Epley 从俄勒冈大学医学院毕业，随后在佛罗里达州科勒尔盖布尔斯医院实习。之后，他在范登堡空军基地做了 3 年的耳鼻喉科上尉医师，并在斯坦福医学院完成了住院医师实习。1965 年，他回到波特兰，在普罗维登斯波特兰医疗中心对面开了私人诊所，从 1972 年起专门治疗耳科疾病。

在诊所中，Epley 有一位叫 Hughes 的助手。Hughes 是听力专家，他与 Epley 一样对

眩晕研究着迷。但 Hughes 没有博士研究生学位，所以未取得独立行医执照，只能以助手的身份协助 Epley 工作。Hughes 曾是芝加哥大学医学院的研究助理，曾在日本一所大学花了 3 年时间研究听力和平衡。Epley 和 Hughes 经常一边吃午餐一边讨论眩晕问题，两人常常就眩晕病的最新研究结果进行讨论。

1979 年，他们在讨论 Schuknecht 关于后半规管 BPPV 的嵴帽结石理论时提出疑问：如果耳石颗粒黏附在嵴帽上，眩晕为什么一会儿在头位变动时出现，一会儿又在头位变动时消失呢？Epley 和 Hughes 推断，一些后半规管 BPPV 患者的耳石颗粒可能主要漂浮在后半规管的内淋巴液中，头部运动可能会使它们移动并引起眩晕；而当这些颗粒沉淀下来或者移动到一个无关部位后，头部再动时就不会出现眩晕了。他们觉得，可以将这些颗粒移送到不会引起眩晕的地方，由于颗粒的密度大于内耳液体密度，会在半规管中下沉，因此，借助重力效应可以将耳石颗粒移出半规管。

Hughes 用塑料管做了一个手掌大小的内耳模型，把一些小金属球放在半圆形的塑料管里，模拟松散的耳石颗粒处于后半规管中的状态。Epley 和 Hughes 翻转这个内耳模型，找出能将这些小金属球送到相当于椭圆囊位置的系列动作。然后他们开始在患者身上测试这些动作的效果。起初两个患者在 Epley 和 Hughes 的治疗下，眩晕立即得到缓解。Epley 并不敢相信这就是他们的动作所产生的效果，因为患者的眩晕也可以自动缓解。但当他们用这种治疗方法又治愈了几个患者（包括眩晕了 10 年的患者）后，Epley 和 Hughes 意识到，在治疗 BPPV 方面他们取得了重大进展。但是在波特兰市，Epley 的医疗同行非常怀疑他们的疗法的科学性，不再为他输送患者。

1980 年，Epley 在一个学术会议上报告了他治疗 BPPV 的手法并解释这种手法效果的后半规管耳石症管石理论。听众们窃窃私语、不断地摇头，没有人相信他找到了治疗BPPV 的方法。在那次讲座的最后，Epley 请一位年轻的女士充当 BPPV 患者进行演示，这时，报告厅里的人们不屑一顾地纷纷离场。一位医生跺着脚走到 Epley 面前，扔下了一张评论卡片，上面写道："我不喜欢浪费时间来听宠物理论"。

虽然医疗同行不接受他的治疗方法，但许多眩晕患者经口口相传，知道 Epley 能治疗眩晕，便前来找他。一位因眩晕而一动不敢动的老年女性被家人用轮椅推来，家人还用一个支架支撑着她的头部。Epley 考虑到这位老妇人头一动就会眩晕和呕吐，就到普罗维登斯波特兰医疗中心申请了一间手术室，他先请麻醉师实施全麻，然后 Epley 和Hughes 为她做了复位手法。当这位女士醒来时，立即可以自由活动，而不再眩晕。但是麻醉师却向普罗维登斯波特兰医疗中心状告了 Epley，认为给这个患者全麻是个错误，普罗维登斯波特兰医疗中心因为繁忙无暇顾及这件事，让 Epley 躲过了一劫。

到了 1983 年，Epley 又治愈了一些病例，他和 Hughes 完成了第一篇用自己发明的手法治疗 BPPV 的论文，投向美国《耳科杂志》（*Journal of Otology*）。《耳科杂志》拒绝了这篇文章，解释说他们的治疗方法违背了当时所信奉的后半规管 BPPV 以嵴帽结石为主的理论。两人修改了论文，并再向其他杂志投稿，但仍然被拒稿。在这种环境下，Hughes 在完成他的博士学位后离开了 Epley 的诊所。

Epley 在自己的论文被拒后，没有灰心，为了证明自己发明的手法有效，他更加努力地工作。他不断地在学术会议上、在充满敌意的医疗同行面前，介绍自己的发现。

四、Epley 的论文终于在权威杂志上发表

Epley 没有被嘲笑击垮，他继续用自己发明的手法治疗患者并详细记录治疗效果。1992 年，在 Epley 发明 BPPV 治疗手法 13 年后，他治疗 BPPV 的手法和管石理论的文章，终于被权威杂志《美国耳鼻咽喉学会杂志》（*Journal of the American Academy of Otolaryngology*）接受。在这篇重要的论文中，他描述了 30 位患者经过自己发明的手法治疗后 100% 痊愈的效果。

虽然 Epley 的文章在权威杂志上发表了，但他家乡的医生们仍无视他的突破。1995 年，一名健壮的 50 岁的退役军人，在练习瑜伽后突然出现眩晕和呕吐。他咨询了家庭医生，又看了一位神经科医生和一位耳鼻喉科医生，这些医生们都只给他开了晕车药，并告诉他"必须学会与这种眩晕状况共存"，根本不提 Epley 的手法。为了避免出现难以忍受的眩晕、恶心，3 个月中，他尽可能地静坐在一张躺椅上，只在上厕所时才离开躺椅。他的妻子在互联网上发现 Epley 有独特的治疗方法，便开着车把他拉到 Epley 的诊所，他坐在车里，头伸出车窗，一路呕吐。Epley 利用自己发明的手动机械装置，为这位退役军人进行了手法复位，眩晕立即消失。

1999 年，美国匹茨堡大学耳鼻喉科的 Furman 教授和科罗拉多健康科学中心耳鼻喉科的 Cass 教授在著名的《新英格兰医学杂志》（*The New England Journal of Medicine*）上发表了一篇题为《良性阵发性位置性眩晕》的综述。文中以插图的方式详细介绍了 Epley 发明的治疗后半规管管石症的手法，首次将 Epley 发明的方法称为"Epley maneuver"（Epley 手法），并将其推荐为后半规管管石症的主要治疗方法。此后，全世界的医生逐渐接受了"Epley 手法"。耳石症也就作为 BPPV 的别名，逐渐被人知晓。

五、Epley 兴趣广泛、不墨守成规

Epley 在读高中期间是学校乐队的一名圆号手，他为学校写了一首校歌，至今仍被传唱。在高中的假期，他还为加州北部熔岩床国家公园担任导游。在俄勒冈大学医学院读书期间的暑假，他去美国沃克山林务局瞭望台义务值班，有一次 Epley 发现了森林火

灾，报警后他与消防人员一起与大火搏斗。在斯坦福医学院实习期间，他参与了首例多通道人工耳蜗临床研究。

在 Epley 发明了无须手术和服药就能治疗耳石症的手法后，按道理讲，他的医学同事们应当为他欢呼雀跃，并把这种疗法迅速传播出去。然而，令人费解的是，同行不接受他的疗法。在波特兰，许多医生认为 Epley 是个想法古怪的人，对他的各种医疗做法提出质疑。在发明耳石症治疗手法后，Epley 又提出了一项通过局部注射药物毁损前庭神经来治疗内耳功能紊乱的方法。同城的两名医生认为 Epley 是在诊断和测试不充分的前提下，鲁莽地使用了导致神经死亡的药物，于 1996 年将他告上法庭。俄勒冈州医学委员会通知 Epley，他因涉嫌违反职业道德而接受调查。他的行医生涯和生活都受到了威胁，在此期间，他并未停止为自己申辩。经过 5 年的法庭审理，最后 Epley 的主要辩护人、来自哈佛大学医学院的专家在法庭上称："Epley 是一个思想超前的医生，几乎每次他提出的观点都是正确的"。2001 年 7 月，主审法官做出裁决："俄勒冈州医学委员会的一些医学专家对 Epley 的指控是敌意的、片面的和不了解情况的，Epley 是一位值得信任的医生"。

Epley 的同学约翰·凯恩博士对他评价是"大多数医生在接诊时，只会让患者做各种检查，而没有像 Epley 那样敏锐观察病情。Epley 是一个罕见的人，一个罕见的医生"。对于耳石症患者来说，当他们带着痛苦来到 Epley 面前时，Epley 首先是理解和相信患者，而患者周围的人往往认为他们身体上没有问题；患者所投保的保险公司和赔偿部门经常声称患者是在装病。Epley 通过对这些患者成功的治疗，证明那些人错了。他对医学的贡献不仅在于他的医学发现，还在于他转变了人们对待晕眩患者的思维模式。

六、Epley 手法在当今治疗耳石症中的地位

1980 年以前，人们认为 BPPV 主要发生在后半规管。1985 年，加拿大医生 McClure 提出外侧半规管也能出现 BPPV。后来医学界确定出向地型和背地型两种外侧半规管 BPPV。

目前能够确认的 BPPV 亚型有 3 个：后半规管管石症、外侧半规管管石症和外侧半规管嵴帽结石症。也有学者认为存在后半规管嵴帽结石症亚型，但极为罕见。无论是后半规管管石症还是嵴帽结石症均可用 Epley 手法治疗。

在 Epley 手法问世的第二年，也就是 1980 年，法国医生 Semont 发明了 Semont 耳石解脱法，用来治疗后半规管耳石症，但是对比研究发现，Epley 手法的效果优于 Semont 法。很多医生在临床上更喜欢使用 Epley 手法。

针对外侧半规管管石症或嵴帽结石症，出现了许多耳石复位方法，最新研究提示

Gufoni 复位法对于向地型外侧半规管耳石症的治疗效果优于沿身体纵轴翻滚法；对于背地型外侧半规管耳石症，Gufoni-Appiani 复位法优于沿身体纵轴翻滚法和 Zuma-e-Maia 手法。

目前来看，由于后半规管耳石症发生率高于外侧半规管耳石症，而 Epley 手法又是治疗后半规管耳石症的主要方法，所以现在 Epley 手法在治疗耳石症中占有最重要的地位。

为了提高治疗效率，Epley 在 2005 年发明了全自动化机器复位设备，取得了良好的效果，可惜因公司运营不善，3 年后停止了该种设备的生产。在我国，单希征等在 2010 年首先研发成功耳石症自动诊断和复位系统，并获得国家相关部门批准，应用到医院临床治疗中。在研发时，他们没有国外的资料可以参考，所研制出设备的外观、技术途径与 Epley 的自动复位设备完全不同。单希征等将各种耳石症的各种复位手法编入计算机程序中，根据患者病情，先进行耳石症定位、定性诊断，然后自动复位，实现精确诊断和治疗。单希征等还不断总结临床经验，陆续制定出耳石症复位方案数十个，输入耳石症自动诊断和复位系统中。目前该系统已经在我国许多医院使用。

现在耳石症患者再也不会像以前那样饱受眩晕折磨。当患者听到医生给自己诊断耳石症后，往往会松一口气，不再担心是其他眩晕疾病，因为他们知道耳石症是能够治愈的。这一切都离不开 Epley 的贡献和后来者的发扬光大。

>>> 参 考 文 献 <<<

［1］ KIM J S, ZEE D S. Benignparoxysmal positional vertigo［J］. New Engl J Med, 2014, 370(12)：1138 – 1147.

［2］ KUTLUBAEV M A, XU Y, HORNIBROOK J. Benign paroxysmal positional vertigo in Ménière's disease：systematic review and metaanalysis of frequency and clinical characteristics［J］. J neurol, 2021, 268(5)：1608 – 1614.

［3］ BHATTACHARYYA N, HOLLINGSWORTH D B, MAHONEY K, et a. Plain language summary：benign paroxysmal positional vertigo［J］. Otolaryng Head Neck, 2017, 156(3)：417 – 425.

［4］ MCDONNELL M N, HILLIER S L. Vestibular rehabilitation for unilateral peripheral vestibular dysfunction［J］. Cochrane Database Syst Rev, 2015, 1：CD005397.

［5］ MUÑOZ R C, MORENO J L B, BALBOA I V, et al. Disability perceived by primary care patients with posterior canal benign paroxysmal positional vertigo［J］. BMC Fam Pract, 2019, 20(1)：156.

［6］ 姜树军, 孙勍, 孙永海, 等. 学习巴拉尼的钻研精神开创头晕和眩晕研究新局面［J］. 中国研究型医院, 2022, 9(2)：68 – 72.

［7］ EPLEY J M. The canalith repositioning procedure：for treatment of benign paroxysmal positional vertigo［J］. Otolaryngol Head Neck Surg, 1992, 107(3)：399 – 404.

［8］EPLEY J M. Human Experience with canalith repositioning maneuvers［J］. Ann N Y Acad Sci, 2001, 942: 179 – 191.

［9］MESSINA A, CASANIA P, MANFRIN M, et al. Italian survey on benign paroxysmal positional vertigo［J］. Acta Otorhinolaryngologica Italica, 2017, 37: 328 – 335.

［10］SINSAMUTPADUNG C, KULTHAVEESUP A. Comparison of outcomes of the Epley and Semont maneuvers in posterior canal BPPV: a randomized controlled trial［J］. Laryngoscope Investig Otolaryngol, 2021, 6(4): 866 – 871.

［11］BALOH R W, JEN J C. Hearing and equilibrium［M］//GOLDMAN L, SCHAFER AI. Goldman-Cecil medicine. 26thedtition. Phaladilphia: Elsevier, 2020: 2558 – 2565.

［12］DIX R, HALLPIKE C S. The pathology, symptomatology, and diagnosis of certain common disorders of the vestibular system［J］. Proc R Soc Med, 1952, 54: 341 – 354.

［13］SCHUKNECHT H F. Cupulolithiasis［J］. Arch Otolaryngol, 1969, 90(6): 765 – 778.

［14］HALL S F, RUBY R R F, MCCLURE l A. The mechanics of benign paroxysmal vertigo［J］. J Otolaryngol, 1979, 8: 151 – 158.

［15］EPLEY J M. New dimensions of benign paroxysmal positional vertigo［J］. Otolaryngol Head Neck Surg, 1980, 88(5): 599 – 605.

［16］FURMAN J M, CASS S P. Benign paoxysmalpositional vertigo［J］. New Engl J Med, 1999, 341(21): 1590 – 1596.

［17］MCCLURE J A. Horizontal canal BPV［J］. J Otolaryngol, 1985, 14: 305.

［18］SINGH J, BHARDWA J B. Lateral semicircular canal BPPV… are we still ignorant?［J］. Indian J Otolaryngol, 2020, 72(2): 175 – 183.

［19］IMAI T, INOHARA H. Benign paroxysmal positional vertigo［J］. Auris Nasus Larynx, 2022, 49(5): 737 – 747.

［20］CHOI S Y, CHO J W, CHOI J H, et al. Effect of the epley maneuver and brandt-daroff exercise on benign paroxysmal positional vertigo involving the posterior semicircular canal cupulolithiasis: a randomized clinical trial［J］. Front Neurol, 2020, 11: 603541.

［21］SEMONT A, FREYSS G, VITTE E. Curing the BPPV with a liberatory maneuver［J］. Adv Otolaryngol, 1988, 42: 290 – 293.

［22］CORREIA F, CASTELHANO L, CAVILHAS P, et al. Lateral semicircular canal-BPPV: prospective randomized study on the efficacy of four repositioning maneuvers［J］. Acta Otorrinolaringol Esp（Engl Ed）, 2022, 73(1): 27 – 34.

［23］NAKAYAMA M, EPLEY J M. BPPV and Variants: improved treatment results with automated, nystagmus-based repositioning［J］. Otolaryng Head Neck, 2005, 133: 107 – 112.

［24］SHAN X, PENG X, WANG E. Efficacy of computer-controlled repositioning procedure for benign paroxysmal positional vertigo［J］. Laryngoscope, 2015, 125(3): 715 – 719.